图解哺乳期中医母婴养护系列

产后养护

杨振杰◎编著

中国健康传媒集团

中国医药科技出版社

内 容 提 要

　　本书为丛书之一，针对产后常见的抑郁、耻骨联合分离症及背奶、回奶等问题进行详细解说。本书图文并茂，文字通俗易懂，综合采用中药、按摩等中医方法调理产后常见病症，帮助解决产后常见问题，易学易用。且于正文后，针对产妇常见疑问，以"小贴士"给予解答，形式新颖。

　　本书适合没有医学知识背景的新手爸妈们、临床护理人员及家政服务人员参阅。

图书在版编目（CIP）数据

产后养护 / 杨振杰编著 . — 北京：中国医药科技出版社，2021.11
（图解哺乳期中医母婴养护系列）
ISBN 978-7-5214-2744-8

Ⅰ.①产…　Ⅱ.①杨…　Ⅲ.①产妇—基本知识—图解　Ⅳ.① R714.7-64

中国版本图书馆 CIP 数据核字（2021）第 221371 号

美术编辑　陈君杞
版式设计　也　在

出版　**中国健康传媒集团** | 中国医药科技出版社
地址　北京市海淀区文慧园北路甲 22 号
邮编　100082
电话　发行：010-62227427　邮购：010-62236938
网址　www.cmstp.com
规格　710 × 1000mm $\frac{1}{16}$
印张　7
字数　103 千字
版次　2021 年 11 月第 1 版
印次　2021 年 11 月第 1 次印刷
印刷　三河市万龙印装有限公司
经销　全国各地新华书店
书号　ISBN 978-7-5214-2744-8
定价　**26.00 元**

获取新书信息、投稿、为图书纠错，请扫码联系我们。

前言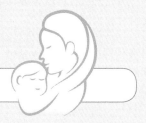

　　十月怀胎，一朝分娩，随着宝宝呱呱坠地，新手爸妈们进入了手忙脚乱的育儿过程。这是一段全新的生活体验，无论是爸妈，还是宝宝，都在不断接受考验。因此，产后哺乳期，对于全家人来说，都是一个不容忽视的关键时期。很多妈妈感慨，熬过了怀胎十月的辛苦，却熬不过哺乳期的各种身心折磨。

　　为了帮助新手爸妈们顺利、平稳地渡过哺乳期，尽情享受抚育子女的快乐，我们在临床不断收集、整理大家遇到的哺乳期难题，参考古今文献，并结合实践经验，将哺乳期常见妇儿疾病的防治方法汇集成册，以期对大家的幸福生活有所助益。

　　本套丛书共6册，分为"妈妈篇"和"宝宝篇"两部分，其中"妈妈篇"4册，包含哺乳期乳汁淤积、急性乳腺炎、乳汁不足、乳头异常及产后养护等主题；"宝宝篇"2册，包含婴儿生长发育与按摩保健，及常见疾病的按摩调理。

　　我们致力于将本套丛书打造为"字典式图书"，读者根据需求检索目录，即可快速了解相关病症的临床表现、辨证分型、按摩调理取穴与方法等。更重要的是，在各个疾病的诊治方法之外，我们还重点强调了衣、食、住、行等生活调护，体现"上工治未病"的预防为主、医养结合的理念。

　　总之，本套丛书的出版，不仅能够帮助新手爸妈们和护理人员系统了解哺乳期妇儿养护知识，还能帮助学习、掌握简单的诊治方法，从容应对哺乳期的各种突发状况。因此，我们尝试将专业知识通俗化，将艰涩的文字图示化，并分享大量临床典型病例，目的就是让没有医学知识储备的家长们也能轻松掌握，解决简单的哺乳期常见问题。

感谢"山东大学医养健康产业项目"及"山东大学教育教学改革研究项目"对丛书撰写与出版的资助，感谢中国医药科技出版社对出版的大力支持。

杨振杰

2021 年 5 月

编写说明

怀孕与生产，对每一位女性而言，都无异于一次脱胎换骨。在这一漫长的时间里，女性的身体与心理都在不断发生变化，时而幸福感爆棚，时而焦虑不已。这种复杂而波动的情绪变化，主要来自于宝宝日渐长大的压力及产后体内激素水平的变化，而情绪的缓解与妈妈的自我心理调适及家庭、社会的关爱和支持密不可分。

关注产后养护，能帮助产妇调整体质、防治疾病、恢复身材，减少产后抑郁、泌乳异常、产后肥胖等各种"显性"及"隐性"疾病的发生。

现代社会对女性产后身心恢复问题已经越来越重视，例如为女性职工提供哺乳时间、在公共场所设置哺乳室，各地妇幼保健机构及综合医院妇产科也在积极开设孕妇学校普及孕产知识。但不容忽视的是，现在很多被大肆鼓吹的产后养护内容，其噱头大于实质，乱花渐欲迷人眼，使妈妈们很难做出正确选择，常常人云亦云，盲目跟风。结束产假重返工作岗位的女性如何成为一名合格的"背奶妈妈"，怎样在保证母子双方身心健康的前提下结束哺乳，也都是产后妈妈们关心的问题。

本书中涉及之产后抑郁、产后耻骨联合分离、背奶、回奶等内容，均为大量临床实践证实有效的产后身心养护方法，对于尚存争议的内容暂不涉及，期待对妈妈们产后身心恢复提供帮助。

本书内容与丛书其他篇章有关联，如回奶过程中出现乳汁淤积时，可参照本丛书"妈妈篇"《乳汁淤积、急性乳腺炎》处理;"背奶妈妈"若出现乳汁自行流出,则可参考"妈妈篇"《乳头异常》中"漏乳"的防治方法等。

新生命降生后的忙乱与喜悦日趋平稳,新的家庭关系日渐理顺,妈妈们开始面临回归工作、回归社会的问题,本书旨在帮助妈妈们保持身心健康,尽快适应新生活。

杨振杰

2021 年 5 月

目录

关注
产后抑郁

产后耻骨
联合分离症

背奶攻略

回奶指南

关注产后抑郁

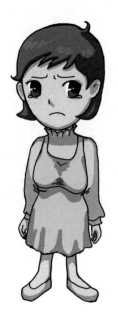

产后抑郁是以产妇在分娩后出现情绪低落、精神抑郁为主要症状的病症，是产褥期精神综合征中最常见的一种类型，西医学称之为"产褥期抑郁症"。产后抑郁一般在产后1周开始出现症状，产后4~6周逐渐明显，平均持续6~8周，甚至长达数年。其发生率约为15%~30%，再次妊娠有20%~30%的复发率。

一、原因

妈妈们在经过了十月怀胎、一朝分娩的辛苦之后，终于可以享受哺育宝宝的乐趣与幸福了，但是很多妈妈却发现自己总是不开心，甚至感到悲伤、焦虑。很有可能此时妈妈们已经出现了产后抑郁。那么，产后抑郁是怎么引起的呢？目前，产后抑郁的病因不明，推测与下列因素有关：

❶ 身体因素

怀孕期间，女性雌激素和黄体酮会增长10倍左右。分娩后，激素水平迅速降低、回落至孕前水平。有研究表明，体内激素水平的急剧变化容易导致产后抑郁情绪出现。

分娩过程多会让妈妈们疼痛、害怕、恐慌，若再遇到产程不顺、失血过多或产后伤口过于疼痛等异常情况，都会加重妈妈气血亏虚的情况。元气不足、身体虚弱容易使人产生焦虑、抑郁的负面情绪。

某些不良的分娩结局，如死胎、死产、新生儿畸形等，也会诱发或加重产后抑郁。

2 心理因素

产后抑郁多发生于某些特征人群中，如以自我为中心、情绪敏感善变、好胜求全、固执己见、性格内向、不善于与人交际、人际关系不融洽等。

对于新妈妈来说，宝宝的降生无疑带来了巨大的快乐和幸福感，但随之而来的还有因缺乏母乳喂养经验和新生儿护理知识，以及没有完全做好迎接新生命的身心准备，而陷入失望、焦虑、恐惧、失眠、疲乏、心情烦躁状态，甚至自我否定。

3 家庭因素

有些产后抑郁是由家庭因素导致或加重的。比如家庭成员都以宝宝为重，对新妈妈照顾不周，尤其是爸爸们没有给予充分的陪伴、鼓励与安慰。这会让妈妈觉得辛苦怀孕、生产后，还要独自照顾宝宝，从而感到失望或愤怒，并出现抑郁症状。

另外，有的家庭还存在重男轻女的思想，导致生女孩的妈妈们心理压力很大。曾经我诊治过的一位病人生了女宝后很郁闷，对我诉说着她"没能在婆家扬眉吐气"的苦衷，而宝爸却满脸洋溢着幸福。之后我又随访过这位宝妈几次，她说女儿跟爸爸很亲近，受到宝爸的影响后，自己也不再认为生女孩不如生男孩了。所以，家庭成员（尤其是宝爸）的态度，会直接影响妈妈的情绪。

4 社会环境因素

产后初期是妈妈身心脆弱，容易遭受伤害的特殊阶段，此时发生的生活应激事件，容易引发产后抑郁。比如有些妈妈因怀孕、分娩而失去重返职场或晋升的机会，宝宝降生又使家庭开销大大增加，沉重的经济压力会让妈妈烦躁、抑郁。此外，居无定所、家庭不睦、亲人去世等也会加重抑郁症状。对这些有抑郁倾向的女性，要早期进行心理干预，以降低产后抑郁的发生率。

5 抑郁症病史及家族精神疾病史

妈妈的抑郁症病史及其家族精神疾病病史也是导致产后抑郁的重要危险因素之一。研究显示，约1/3有抑郁症病史的女性会在产后重患抑郁症。有精神病家族史，特别是有家族抑郁症病史的产妇，产后抑郁的发病率要高于无病史的女性人群。

 小贴士

有研究表明，学历越高的女性，越容易发生产后抑郁。

二、临床表现

1 情绪改变

产后抑郁最突出的症状表现是情绪低落，妈妈们表情阴郁，无精打采，时常犯困，易悲伤哭泣，常常用"凄凉""沉闷""空虚""孤独""不被人理解"之类的词语来描述自己的心情，好因小事大发脾气。

（1）抑郁

如妈妈们产后感到情绪低落、愁苦，早上或入夜时分情况会较为严重；或白天情绪低落，夜晚情绪高涨，呈现昼夜颠倒的现象。这种抑郁情绪往往持续很长时间。在这段时间里，可能偶尔会出现几天，甚至1~2周情绪好转，但很快又陷入低落、抑郁。然而，这种抑郁程度一般不严重，情绪反应依然存在，几句幽默趣闻就能让其破涕为笑，心情暂时好转。妈妈本人也能够觉察到自己情绪上的不正常，但往往将之归咎于他人或外界环境。

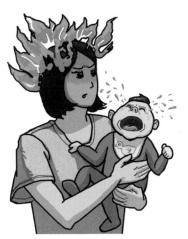

（2）脾气暴躁

产后抑郁的妈妈们可能会因宝宝哭闹、频繁哺乳，甚至是因别人家的宝宝哭闹、喊叫而感到厌烦、脾气暴躁。这种暴躁情绪的发泄对象通常是其父母、公婆、配偶等，容易导致家庭关系紧张，从而加重产后抑郁。

2 认知改变

认知改变指患者对日常活动缺乏兴趣，对各种娱乐项目或令人愉快的事情体验不到愉快，常常自卑、自责、内疚，反应迟钝，思考问题困难，凡事老往坏处想，对生活失去信心，自认为前途暗淡，毫无希望，感到生活没有意义。

（1）内疚

妈妈们会因为自己患病而增加家庭压力感到内疚，亦从负面角度观察事物而自责。比如，宝宝吸吮乳房后仍然哭闹，妈妈们就会认为宝宝没有吃饱，并归咎于自己的乳汁少，不足以喂养宝宝使其挨饿，从而沉浸在内疚中，最终导致真正的乳汁不足。其实，宝宝的哭泣也是一种锻炼身体、提高肺活量的活动，从这个角度考虑的话，妈妈们就大可不必如此自责了。凡事都有两面性，我们要多从好的方面去看问题。

（2）焦虑

新妈妈们经常因为觉得自己不会照顾宝宝而感到焦虑，同时又不停地担心宝宝的健康状况。比如有的妈妈因为自己乳头过大，就会担心宝宝含不住而无法吸吮乳汁，这其实就是一种过度的焦虑，杞人忧天。如很多人都认为"胶囊个头太大，而我们嗓子眼儿细，咽不下去"，但事实是我们都可以顺利咽下胶囊。同样的道理，通过采取正确的吸吮方式，宝宝也都可以顺利含住乳头，吸到乳汁。

3 行为改变

产后抑郁会导致意志力、注意力降低，很难专心致志地工作，尽管妈妈们可能有远大的理想与抱负，但却很难付诸行动。她们想参与社交，又没有社交的勇气和信心；她们不愿意承担责任，处处表现被动和对他人过分依赖，感觉生活空虚，人生乏味，声称后悔怀孕生子，甚至有自杀倾向。

（1）失去兴趣

患有产后抑郁的妈妈们对以往爱好的事情失去兴趣，常感到反应迟钝，思考问题困难，主动性下降，流露出对生活的厌倦，对生活失去信心，特别是对性生活失去兴趣，进而影响夫妻双方的关系。

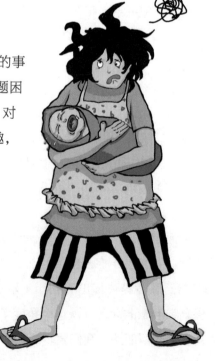

（2）生活及工作能力下降

抑郁妈妈们感觉自己每天都很忙，总是觉得时间不够用，但实际没有完成任何一项工作，或者做得虎头蛇尾，且没有试图改善的想法和能力。比如有的妈妈在给宝宝换尿布时发现宝宝的衣服也需要洗一洗，衣服洗到一半时宝宝又饿了，刚喂过奶准备继续洗衣服时，宝宝可能又排便了。如此反复，手忙脚乱地折腾一天，可能衣服仍然没有洗完，妈妈却累得不想动弹了。这时妈妈们尤其需要家人的陪伴与支持。

（3）迫害妄想

抑郁严重的妈妈有时会出现思维障碍、迫害妄想，甚至有自杀的意念或企图，出现伤婴或自杀行为。曾经有一位妈妈因严重的产后抑郁，在产后第3天趁家人不在身边时摔死了自己的宝宝。对于这一类病情严重的妈妈，家人一定要加强看护，避免出现恶性事件。还有一位宝妈以乳汁不足为主诉就诊，她对我说，虽然家人请了 24 小时月嫂照顾她和宝宝，但她仍然睡眠不足，因为她要每十分钟看一次月嫂在干什么，有没有虐待她的宝宝，这就是一种典型的产后抑郁表现。

4 躯体症状

约 80% 患有产后抑郁的妈妈，是以失眠、头痛、身痛、头昏、眼花、耳鸣等躯体症状来医院就诊的。这些症状多为主观感觉，各种相关化验、检查结果都无异常，经对症治疗，效果往往不明显。这些症状多长期存在，并随着抑郁情绪的解除而自行消失。

（1）疲惫

分娩过程会消耗大量体力，有的甚至产程不顺、出血过多，所以产后妈妈都会有疲劳的感觉。经充分休息及饮食调理后，一般会很快恢复体力。而产后抑郁的妈妈则会认为自己是因为患了重病而疲惫不堪，无法缓解。

（2）失眠

抑郁妈妈一般夜间睡眠不佳或彻夜不眠，而白天却昏昏欲睡，长时间日夜颠倒会加重妈妈的抑郁情绪，不利于产后身体及情绪恢复。

（3）饮食障碍

抑郁妈妈通常没有心情进食，或食之无味，但有时又会用暴饮暴食的方式来宣泄压力，之后再因肥胖而感到后悔和不安。

小贴士

躯体症状的出现及其恶化、改善情况是最容易被我们直接观察到的。因此，采取有效措施改善失眠、食欲不振、头痛、疲劳等躯体症状，让妈妈感受到身体状况的好转，可以使其树立信心，有助于产后抑郁的恢复。

5 发病时间

产后抑郁的出现时间是不同的。有人产前即有抑郁状况，并一直持续至产后；有人产后因身体、心理、家庭或社会环境因素而抑郁；有的抑郁则呈现周期性变化。

（1）产前延续至产后

有些妈妈在怀孕期就有抑郁症状，而生完宝宝后，抑郁症状一直没有得到排解。

（2）产后发病

有些妈妈在分娩前并没有抑郁症状，但在生完宝宝后，却由于身体内激素水平剧烈变化，或家庭、社会环境因素影响，而出现焦虑、易怒等抑郁表现。

（3）周期性抑郁

有些妈妈在分娩后几周，甚至几个月以后开始出现抑郁症状，她们的情绪有时好转，有时又会进入低潮状态，呈现周期性循环规律。

三、诊断

目前，诊断产后抑郁主要是参考美国精神病学会在《精神疾病的诊断与统计手册（1994 年）》中制定的标准，主要症状包括：

1. 情绪抑郁，或白天容易情绪低落，夜间情绪高涨，日夜情绪落差大。

2. 对全部或多数活动明显缺乏兴趣或愉悦感，感觉到生活枯燥无味。

3. 食欲大增或大减，体重显著增加或下降。

4. 晚上睡眠不佳，白天昏昏欲睡，或睡眠过度。

5. 精神焦虑不安或呆滞，常为一点小事而恼怒，或者连续几天不言不语、不吃不喝。

6. 身体异常疲劳或乏力。

7. 遇事皆感毫无意义，有明显的自卑感，常常不由自主地过度自责，对任何事都缺乏自信。

8. 注意力涣散，语言表达紊乱，缺乏逻辑性和综合判断能力。

9. 反复出现死亡或自杀的想法。

当产后4周内出现上述症状中的5条或5条以上，且持续时间超过2周，产妇自觉痛苦，社会功能受到严重影响，即可诊断为产后抑郁。此时要做好心理调节，感觉不良情绪严重时，可咨询心理医生。

 小贴士

诊断产后抑郁，第1、2条症状表现是必须具备的。若只有其中1种症状，但每天都出现，也要警惕产后抑郁。虽然不具备上面提到的各种症状，但妈妈们又的确感到情绪低落，也要咨询心理医生，以明确诊断。

当妈妈们发现自己对许多事物都丧失兴趣时，有可能就是罹患抑郁症的前兆。推荐大家使用"爱丁堡产后抑郁量表"测试自己的抑郁指数，如果已经达到危险标准，建议及时就医寻求帮助！

爱丁堡产后抑郁量表（EPDS）

指导语：你刚生了孩子，我们想了解一下你的感受，请选择一个最能反映你过去7天感受的答案。在过去的7天内：

内容	0分	1分	2分	3分
我能看到事物有趣的一面，并笑得开心	同以前一样	没有以前那么多	肯定比以前少	完全不能
我欣然期待未来的一切	同以前一样	没有以前那么多	肯定比以前少	完全不能
当事情出错时，我会不必要地责备自己	没有这样	不经常这样	有时候这样	大部分时候这样
我无缘无故感到焦虑和担心	一点也没有	极少这样	有时候这样	经常这样
我无缘无故感到害怕和惊慌	一点也没有	不经常这样	有时候这样	相当多时候这样
很多事情冲着我来，使我透不过气	我一直像平时那样应付得好	大部分时候我都能像平时那样应付得好	有时候我不能像平时那样应付得好	大多数时候我都不能应付
我很不开心，以至失眠	一点也没有	不经常这样	有时候这样	大部分时候这样
我感到难过和悲伤	一点也没有	不经常这样	相当时候这样	大部分时候这样
我不开心到哭	一点也没有	不经常这样	有时候这样	大部分时候这样
我想过要伤害自己	没有这样	很少这样	有时候这样	大部分时候这样

 小贴士

　　爱丁堡产后抑郁量表是应用广泛的自评量表，包括 10 项内容。根据症状的严重程度，每项内容分 4 级评分，于产后第 6 周进行，完成量表评定约需 5 分钟。10 个项目分值的总和为总分，总分小于 9 分者为正常；在 9~13 分之间者属于高危人群，建议去专业科室咨询；总分相加超过 13 分者可诊断为产后抑郁，需尽早进行综合干预。

四、中医分型

产后抑郁发生在分娩之后，与产褥期生理和病理状况有关。产后多虚，血不养心，心神失养，或过度忧愁思虑，损伤心脾；产后多瘀，瘀血停滞，上攻于心；或情志所伤，肝气郁结，肝血不足，魂失潜藏。根据本病发生的原因，我们把产后抑郁分为心脾两虚、瘀血内阻、肝郁气结等3个主要类型。

1 心脾两虚

临床表现：妈妈产后焦虑，忧郁，心神不宁，常悲伤欲哭，情绪低落，失眠多梦，健忘，精神萎靡，伴神疲乏力，面色萎黄，纳少便溏，脘闷腹胀。舌淡，苔薄白，脉细弱。

证候分析："思出于心而脾应之"，产后失血过多，思虑太过，所思不遂，心血暗耗，心失所养，神明不守，故产后焦虑、抑郁、心神不宁。血虚不能养神，故喜悲欲哭，情绪低落，失眠多梦，健忘，精神萎靡。脾虚气弱，气血不足，故神疲乏力，面色萎黄。气结于中，脾失运化，故纳少便溏，脘闷腹胀。舌淡，苔薄白，脉细弱，均为心脾气血两虚之症。

治疗原则：健脾益气，养心安神。

2 瘀血内阻

临床表现：妈妈产后忧郁寡欢，默默不语，失眠多梦，神志恍惚，恶露淋漓日久，色紫暗有块，面色晦暗。舌暗有瘀斑，苔白，脉弦或涩。

证候分析：产后气血虚弱，劳倦过度，气血运行无力，血滞成瘀，或情志所伤，气滞血瘀，或胞宫内败血停滞，瘀血上攻，闭于心窍，神明失常，故产后抑郁寡欢，默默不语，失眠多梦，神志恍惚。恶血不去，新血不归，则恶露淋漓日久不止，色紫暗有块。面色晦暗及舌脉均为血瘀之征。

治疗原则：活血逐瘀，镇静安神。

3 肝气郁结

临床表现：妈妈产后心情抑郁，心神不安，夜不能寐，或噩梦纷纭，惊恐易醒，恶露量或多或少，色紫暗有块，胸闷纳呆，善太息。苔薄，脉弦。

证候分析：妈妈素性忧郁，产后复因情志所伤，肝郁胆虚，魂失潜藏，故心神不安，夜难入眠，或噩梦多而易惊醒。肝郁气滞，气机失畅，故胸闷纳呆，善太息。肝气郁结，疏泄失调，故恶露量或多或少，色紫暗有块。脉弦为肝郁之象。

治疗原则：疏肝解郁，镇静安神。

五、中药调理

本病的调理，要重视产后多虚、多瘀及气血虚弱、败血内停等特点，根据产后全身症状及舌象、脉象，辨明虚实，在气、在血，分而调之。

一般来讲，产后情绪低落，忧郁焦虑，悲伤欲哭，不能自制，心神不安，失眠多梦，气短懒言，舌淡，脉细者，多属虚证；而产后忧郁寡欢，默默不语，失眠多梦，神志恍惚，舌暗有瘀斑，苔薄，脉弦或涩，多属实证。

调理产后抑郁，以调和气血、安神定志为原则，同时配合心理治疗，并随时观察情志变化，防止病情加重。

1 心脾两虚

产后抑郁的心脾两虚型，可以配合使用人参、黄芪、当归、甘草、白术、茯苓、远志、酸枣仁、木香、龙眼肉、红枣等中药。

人 参

本品为五加科多年生草本植物人参的根，主产于吉林、辽宁、黑龙江等地，野生者名"山参"，栽培者称"园参"，园参一般栽培6~7年后收获。鲜参洗净后干燥称"生晒参"；蒸制后干燥者称"红参"；焯烫浸糖后干燥者称"糖参"或"白参"；加工断下的细根称"参须"；山参晒干后称"生晒山参"。切片或研粉用。

性味：甘、微苦，微温。

归经：心、肺、胃经。

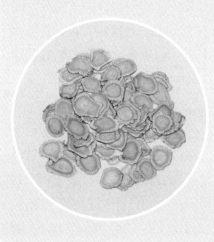

功效：大补元气，补脾益肺，生津，安神。

应用：气虚欲脱，脉微欲绝，肺虚喘促，脾虚乏力，热病气津两伤，心悸，失眠等。

用法用量：入汤剂，5~10克，用于急重症可加至15~30克，宜文火另煎兑服；研末吞服，每次1.5~2克。

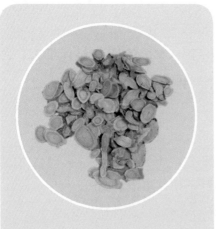

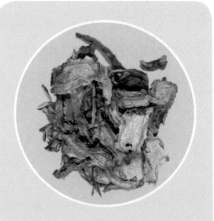

黄 芪

本品为豆科多年生草本植物蒙古黄芪或膜荚黄芪的根，主产于内蒙古、山西、甘肃、黑龙江等地，春、秋两季采挖，除去须根及根头，晒干，生用或蜜炙用。

性味：甘，微温。

归经：脾、肺经。

功效：补气升阳，益卫固表，利水消肿，托疮生肌。

应用：脾胃气虚，中气下陷，表虚自汗，气虚外感，浮肿，小便不利，疮疡久不溃脓或溃久不敛，面色萎黄，神倦脉虚等。

用法用量：水煎服，10~15克。

当 归

本品为伞形科多年生草本植物当归的根，主产于甘肃东南部岷县，及陕西、四川、云南等地，秋末采挖，除去须根及泥沙，待水分稍蒸发后，捆成小把，上棚，用烟火慢慢熏干，切薄片，或身、尾分别切片，生用或酒炒用。

性味：甘、辛，温。

归经：肝、心、脾经。

功效：补血，活血，调经，止痛，润肠。

应用：面色萎黄，心悸眩晕，月经不调，痛经，经闭，寒凝血瘀，风湿痹阻，痈疽疮疡，血虚肠燥便秘，久咳气喘等。

用法用量：水煎服，5~15克。

甘 草

本品为豆科多年生草本植物甘草、胀果甘草，或光果甘草的根及根茎，主产于内蒙古、山西、甘肃、新疆等地，春、秋两季采挖，除去须根，晒干，切厚片，生用或蜜炙用。

性味： 甘，平。

归经： 心、肺、脾、胃经。

功效： 益气补中，清热解毒，祛痰止咳，缓急止痛，调和药性。

应用： 心悸，倦怠乏力，食少便溏，痰多咳嗽，脘腹及四肢挛急作痛，热毒疮疡，咽喉肿痛，食物中毒，缓和药物烈性或减轻药物毒副作用等。

用法用量： 水煎服，3~10克。

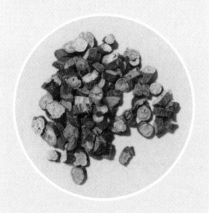

白 术

本品为菊科多年生草本植物白术的根茎，主产于浙江、湖北、湖南、江西等地，冬季下部叶枯黄，上部叶变脆时采收，除去泥沙，烘干或晒干，再除去须根，切厚片，生用或土炒、麸炒用，炒至黑褐色，称为焦白术。

性味： 苦、甘，温。

归经： 脾、胃经。

功效： 补气健脾，燥湿利水，止汗，安胎。

应用： 食少便溏，脘腹胀满，肢软神疲，痰饮水肿，小便不利，汗多，胎动不安等。

用法用量： 水煎服，10~15克。

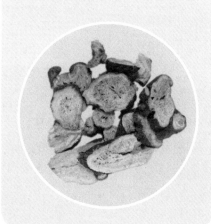

茯 苓

本品为多孔菌科真菌茯苓的菌核，多寄生于松科植物赤松或马尾松等树根上，野生或栽培，主产于云南、湖北、四川等地，7~9月采挖，堆置"发汗"后摊开晒干，再行"发汗"、晾干，如此反复3~4次，最后晾至全干，生用。

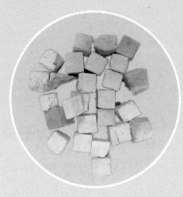

性味：甘、淡，平。

归经：心、脾、肾经。

功效：利水渗湿，健脾安神。

应用：水肿，脾胃虚弱，心悸，失眠等。

用法用量：水煎服，10~15克。

远 志

本品为远志科多年生草本植物远志或卵叶远志的根，主产于河北、山西、陕西、吉林、河南等地，春季出苗前或秋季地上部分枯萎后，挖取根部，除去残基及泥土，晒干，生用或炙用。

性味：苦、辛，微温。

归经：心、肾、肺经。

功效：宁心安神，祛痰开窍，消散痈肿。

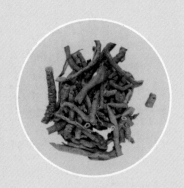

应用：惊悸，失眠健忘，痰阻心窍，癫痫发狂，咳嗽痰多，痈疽疮毒，乳房肿痛等。

用法用量：水煎服，5~10克。

酸枣仁

本品为鼠李科落叶灌木或小乔木植物酸枣的成熟种子，主产于河北、陕西、山西、山东等地，秋末冬初果实成熟时采收，除去果肉，碾碎果核，取出种子，晒干，生用或炒用，用时打碎。

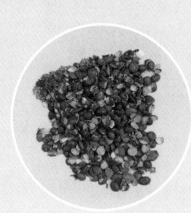

性味： 甘、酸，平。

归经： 心、肝、胆经。

功效： 养心益肝，安神，敛汗。

应用： 心悸失眠，体虚多汗。

用法用量： 水煎服，10~20克；研末吞服，1.5~3克。

木 香

本品为菊科多年生草本植物木香、川木香的根，产于云南、广西者称为云木香，产于印度、缅甸者称为广木香，产于四川、西藏者称为川木香，秋、冬两季采挖，晒干，生用或煨用。

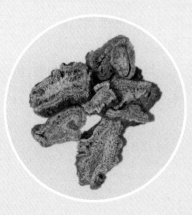

性味： 辛、苦，温。

归经： 脾、胃、大肠、胆、三焦经。

功效： 行气止痛。

应用： 脾胃气滞，脘腹胀痛，泻痢里急后重，胁痛，黄疸等。

用法用量： 水煎服，3~10克。

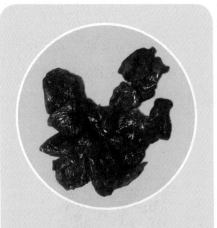

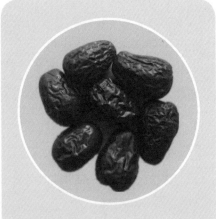

龙眼肉

本品为无患子科常绿乔木植物龙眼的假种皮，主产于广东、福建、台湾、广西等地，初秋果实成熟时采摘，烘干或晒干，取肉去核，晒至干爽不黏。

性味：甘，温。

归经：心、脾经。

功效：补益心脾，养血安神。

应用：心脾虚弱，气血不足的心悸，失眠，健忘等。

用法用量：水煎服，10~15克，大量可至30~60克。

红枣

本品为鼠李科落叶乔本植物枣的成熟果实，主产于河北、河南、山东、陕西等地，秋季果实成熟时采收，晒干，生用。

性味：甘，温。

归经：脾、胃经。

功效：补中益气，养血安神，缓和药性。

应用：脾虚食少便溏，倦怠乏力，血虚萎黄，脏躁，神志不安等。

用法用量：劈破煎服，10~30克，或去皮核捣烂为丸。

❷ 瘀血内阻

产后抑郁的瘀血内阻型，可以配合使用当归、肉桂、赤芍、白芍、没药、细辛、琥珀、麝香等中药。

肉 桂

本品为樟科常绿乔木植物肉桂的树皮，主产于广东、广西、海南、云南等地，多于秋季剥取，刮去栓皮，阴干，生用。

性味：辛、甘，热。

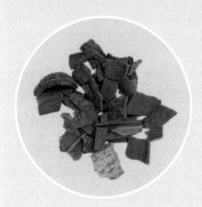

归经：脾、肾、心、肝经。

功效：补火助阳，散寒止痛，温经通脉。

应用：阳痿宫冷，虚喘心悸，心腹冷痛，寒疝作痛，寒痹腰痛，胸痹，阴疽，闭经，痛经等。

用法用量：水煎服，2~5克；研末冲服，1~2克。

赤 芍

本品为毛茛科多年生草本植物芍药或川赤芍的根，全国大部分地区均产，春、秋两季采挖，晒干，切片，生用或炒用。

性味：苦，微寒。

归经：肝经。

功效：清热凉血，散瘀止痛。

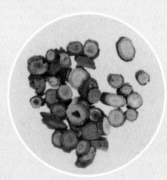

应用：热入营血，斑疹吐衄，经闭癥瘕，跌打损伤，痈肿疮毒，目赤翳障等。

用法用量：水煎服，6~15克。

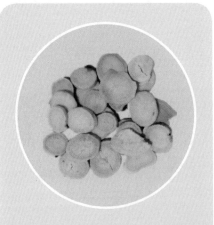

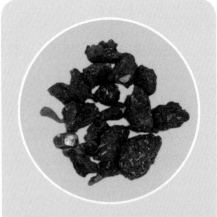

白 芍

本品为毛茛科多年生草本植物芍药的根，主产于浙江、安徽、四川等地，夏、秋两季采挖，洗净，除去头尾及细根，置沸水中煮后除去外皮，或去皮后再煮至无硬芯，捞起晒干，切薄片，生用、炒用或酒炒用。

性味：苦、酸、甘，微寒。

归经：肝、脾经。

功效：养血调经，平肝止痛，敛阴止汗。

应用：月经不调，崩漏，头痛，眩晕，胁肋胀痛，脘腹四肢拘挛，自汗，盗汗等。

用法用量：水煎服，10~15克。

没 药

本品为橄榄科灌木或乔木没药树或其他同属植物皮部渗出的油胶树脂，主产于非洲索马里、埃塞俄比亚以及印度等地，11月至翌年2月采集由树皮裂缝处渗出于空气中变成红棕色坚硬的油胶树脂，去净树皮及杂质，打碎后炒用。

性味：苦、辛，平。

归经：心、肝、脾经。

功效：活血止痛，消肿生肌。

应用：跌打损伤，痈疽肿痛，疮疡溃后久不收口，瘀滞心腹诸痛等。

用法用量：水煎服，3~10克。

细　辛

本品为马兜铃科多年生草本植物北细辛、汉城细辛或华细辛的全草，前两种习称"辽细辛"，主产于辽宁、吉林、黑龙江，后一种主产于陕西等地，夏秋采收，阴干生用。

性味：辛，温。有小毒。

归经：肺、肾、心经。

功效：祛风散寒，通窍，止痛，温肺化饮。

应用：风寒感冒，阳虚外感，头痛，鼻渊，牙痛，痹痛，寒痰停饮，气逆喘咳等。

用法用量：水煎服，2~5克；入丸散剂，0.5~1克。

琥珀粉

本品为古代松科植物，如枫树、松树的树脂埋藏地下经年久转化而成的化石样物质，主产于云南、广西、辽宁、河南、福建等地，随时可采，从地下或煤层挖出后，除去砂石、泥土等杂质，研末用。

性味：甘，平。

归经：心、肝、膀胱经。

功效：镇惊安神，活血散瘀，利尿通淋。

应用：心神不宁，心悸失眠，惊风癫痫，血瘀肿痛，经闭痛经，癥瘕积聚，淋证，癃闭等。

用法用量：研末冲服，1.5~3克。

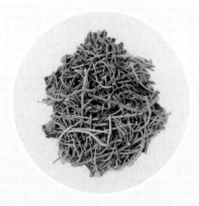

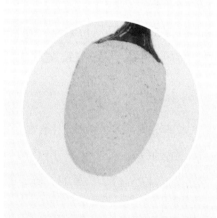

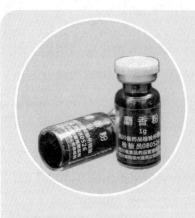

麝 香

本品为鹿科动物林麝、马麝或原麝成熟雄体香囊中的干燥分泌物，主产于四川、西藏、云南、陕西、甘肃、内蒙古等地，野生麝多在冬季至次春猎取，割取香囊，阴干，称"毛壳麝香"。用时剖开香囊，除去囊壳，称麝香仁。人工驯养麝多用手术取香法直接从香囊中取出麝香仁，阴干。麝香要密封、避光保存。

性味： 辛，温。

归经： 心、脾经。

功效： 开窍醒神，活血通经，止痛，催产。

应用： 闭证神昏，疮疡肿毒，咽喉肿痛，血瘀经闭，癥瘕，心腹暴痛，跌打损伤，风湿痹痛，难产，死胎，胞衣不下等。

用法用量： 入丸散，0.06~0.1克。

③ 肝气郁结

产后抑郁的肝气郁结型，可以配合使用柴胡、白术、茯苓、当归、白芍、薄荷、生姜、夜交藤、合欢皮、磁石、柏子仁等中药。

柴 胡

本品为伞形科多年生草本植物柴胡（北柴胡）和狭叶柴胡（南柴胡）的根或全草，前者主产于辽宁、甘肃、河北、河南等地，后者主产于湖北、江苏、四川等地，春、秋两季采挖，晒干，切段，生用或醋炙用。

性味：苦、辛，微寒。

归经：肝、胆经。

功效：疏散退热，疏肝解郁，升阳举陷。

应用：感冒发热，寒热往来，肝郁气滞，月经不调，胸胁疼痛，中气下陷，久泻脱肛，疟疾等。

用法用量：水煎服，3~10克。

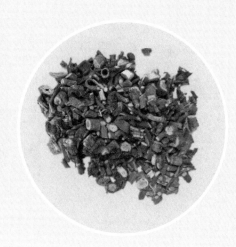

薄 荷

本品为唇形科多年生草本植物薄荷的茎叶，我国南北均产，尤以江苏产者为佳，收获期因地而异，一般每年可采割 2~3 次，鲜用或阴干切段生用。

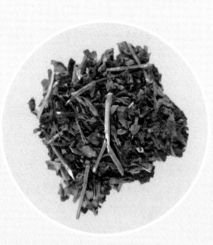

性味：辛，凉。

归经：肺、肝经。

功效：疏散风热，清利头目，利咽透疹，疏肝解郁。

应用：风热感冒，温病初起，头痛目赤，咽喉肿痛，麻疹不透，风疹瘙痒，胸闷胁痛等。

用法用量：水煎服，3~6克。

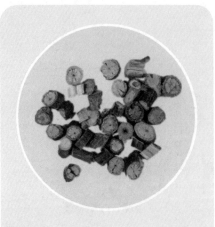

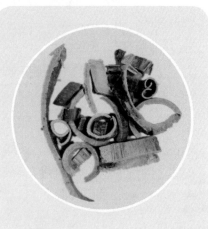

夜交藤

本品为蓼科多年生蔓生草本植物何首乌的藤茎或带叶藤茎，主产于河南、湖南、湖北、江苏、浙江等地，夏秋季节采取，除去细枝、残叶，切段，晒干，生用。

性味： 辛，平。

归经： 心、肝经。

功效： 养心安神，祛风通络。

应用： 虚烦不眠，多梦，血虚身痛，风湿痹痛等。

用法用量： 水煎服，15~30克。

合欢皮

本品为豆科落叶乔木植物合欢的树皮，我国大部分地区均有分布，主产于长江流域各省，夏秋间采，剥下树皮，晒干，切段用。

性味： 甘，平。

归经： 心、肝经。

功效： 安神解郁，活血消肿。

应用： 愤怒忧郁，烦躁不眠，跌打骨折，血瘀肿痛，痈肿疮毒等。

用法用量： 水煎服，10~30克。

磁 石

本品为等轴晶系氧化物类矿物尖晶石族磁铁矿的矿石，主含四氧化三铁，主产于江苏、山东、辽宁、广东、安徽、河北等地，随时可采，除去杂质，选择吸铁能力强者入药，习称"活磁石"或"灵磁石"，生用或醋淬研细用。

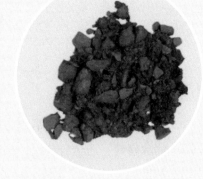

性味： 咸，寒。

归经： 心、肝、肾经。

功效： 镇惊安神，平肝潜阳，聪耳明目，纳气定喘。

应用： 心神不宁，惊悸，癫痫，眩晕，目暗耳聋，肾虚喘促等。

用法用量： 水煎服，15~30克；入丸散，1~3克。

柏子仁

本品为柏科常绿乔木植物侧柏的种仁，主产于山东、河南、河北、陕西、湖北、甘肃、云南等地，冬初种子成熟时采收，晒干，压碎种皮，簸净，阴干。

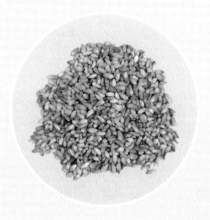

性味： 甘，平。

归经： 心、肾、大肠经。

功效： 养心安神，润肠通便。

应用： 心悸失眠，肠燥便秘等。

用法用量： 水煎服，10~20克。

六、按摩调理

1 作用原理

（1）改善肝郁气结，调节情志，使心情舒缓、愉悦。

（2）消除疲劳，让全身放松，缓解压力，恢复活力。

（3）帮助改善失眠、头痛、身痛、头昏、眼花、耳鸣等躯体症状，促进身体健康。

2 常用穴位

太 阳

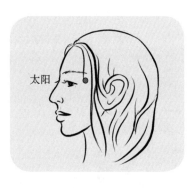

所属经络： 经外奇穴。

定位： 正坐或侧伏坐，在颞部，当眉梢与目外眦之间，向后约一横指的凹陷处。

主治： 头痛，目疾，齿痛，面痛等。

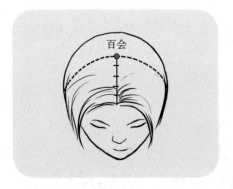

百 会

所属经络： 督脉。

定位： 在头部，当前发际正中直上 5 寸，或两耳尖连线的中点处。

主治： 头痛，眩晕，中风失语，癫狂痫，失眠，健忘，脱肛，阴挺，久泻等。

四神聪

所属经络： 经外奇穴。

定位： 在头顶部，当百会前后左右各1寸，共4个穴位。

主治： 头痛，眩晕，失眠，健忘，癫痫等。

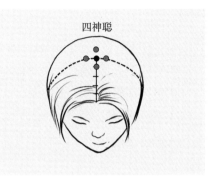

印　堂

所属经络： 经外奇穴。

定位： 在额部，当两眉头之中间。

主治： 头痛，眩晕，失眠，鼻塞，鼻渊，鼻衄，眉棱骨痛，目痛等。

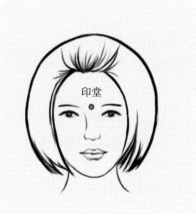

膻　中

所属经络： 任脉。

定位： 在胸部，当前正中线上，平第4肋间，两乳头连线的中点。

主治： 胸闷，气短，胸痛，心悸，咳嗽，气喘，呃逆，呕吐，乳痛，乳汁少等。

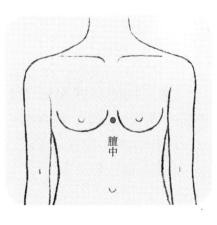

神 阙

所属经络：任脉。

定位：在腹中部，脐中央。

主治：腹痛，久泻，脱肛，痢疾，水肿，虚脱等。

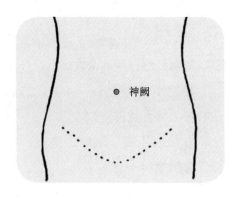

关 元

所属经络：任脉。

定位：在下腹部，前正中线上，当脐中下3寸。

主治：虚劳羸瘦，中风脱证，眩晕，阳痿，遗精，月经不调，痛经，闭经，崩漏，带下，不孕，遗尿，小便频数，癃闭，疝气，腹痛，泄泻等。

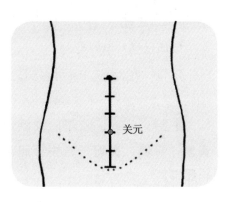

神 门

所属经络：手少阴心经。

定位：在腕部，腕掌侧横纹尺侧端，尺侧腕屈肌腱的桡侧凹陷处。

主治：失眠，健忘，痴呆，癫狂，心痛，心烦，惊悸等。

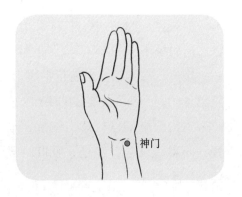

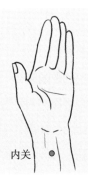

内关

内　关

所属经络：手厥阴心包经。

定位：在前臂掌侧，当曲泽与大陵的连线上，腕横纹上2寸，掌长肌腱与桡侧腕屈肌腱之间。

主治：心痛，心悸，胸闷，眩晕，癫痫，失眠，偏头痛，胃痛，呕吐，呃逆，肘臂挛痛等。

足三里

所属经络：足阳明胃经。

定位：在小腿前外侧，当犊鼻穴下3寸，距胫骨前缘一横指（中指）。

主治：胃痛，呕吐，噎嗝，腹胀，腹痛，肠鸣，消化不良，泄泻，便秘，痢疾，虚劳羸瘦，咳嗽气喘，心悸气短，头晕，失眠，癫狂，膝痛，下肢痿痹，脚气，水肿，乳痈等。

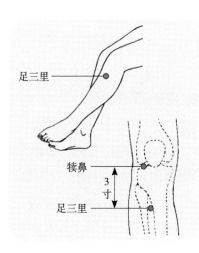

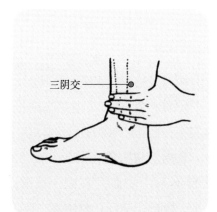

三阴交

三阴交

所属经络：足太阴脾经。

定位：在小腿内侧，当内踝尖上3寸，胫骨内侧缘后方。

主治：月经不调，崩漏，带下，阴挺，经闭，难产，产后血晕，恶露不尽，不孕，遗精，阳痿，阴茎痛，疝气，小便不利，遗尿，水肿，肠鸣，腹胀，泄泻，便秘，失眠，眩晕，下肢痿痹，脚气等。

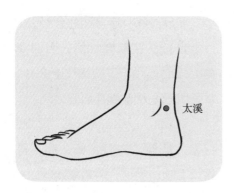

太　溪

所属经络：足少阴肾经。

定位：在足内侧，内踝后方，当内踝尖与跟腱之间的凹陷处。

主治：月经不调，遗精，阳痿，小便频数，消渴，泄泻，腰痛，头痛，目眩，耳聋，耳鸣，咽喉肿痛，齿痛，失眠，咳嗽，咳血等。

太　冲

所属经络：足厥阴肝经。

定位：在足背侧，当第 1 跖骨间隙的后方凹陷处。

主治：头痛，眩晕，目赤肿痛，口眼㖞斜，咽喉肿痛，耳鸣耳聋，月经不调，崩漏，疝气，遗尿，癫痫，小儿惊风，中风，胁痛，郁闷，急躁易怒，下肢痿痹等。

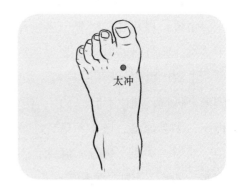

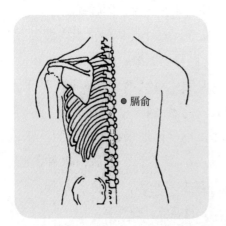

膈　俞

所属经络：足太阳膀胱经。

定位：在背部，当第 7 胸椎棘突下，后正中线旁开 1.5 寸处。

主治：胃脘痛，呕吐，呃逆，饮食不下，便血，咳嗽，气喘，吐血，潮热，盗汗，瘾疹等。

肝　俞

所属经络：足太阳膀胱经。

定位：在背部，当第9胸椎棘突下，旁开1.5寸。

主治：黄疸，胁痛，脊背痛，目赤，目视不明，夜盲，吐血，衄血，眩晕，癫狂痫等。

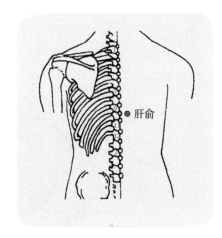

脾　俞

所属经络：足太阳膀胱经。

定位：在背部，当第11胸椎棘突下，旁开1.5寸。

主治：腹胀，呕吐，泄泻，痢疾，便血，纳呆，消化不良，水肿，黄疸，背痛等。

肾　俞

所属经络：足太阳膀胱经。

定位：在腰部，当第2腰椎棘突下，旁开1.5寸。

主治：遗精，阳痿，月经不调，带下，遗尿，小便不利，水肿，耳鸣，耳聋，气喘，腰痛等。

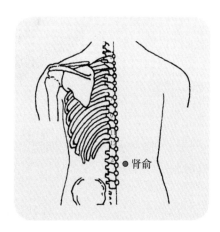

③ 操作方法

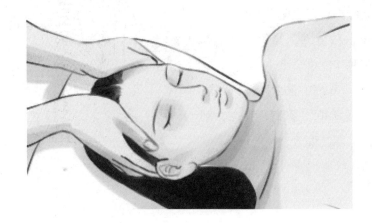

（1）妈妈取仰卧位，操作者用两手掌心分置头部两侧，两拇指指腹依次按揉太阳、百会、四神聪穴，各约 1 分钟。

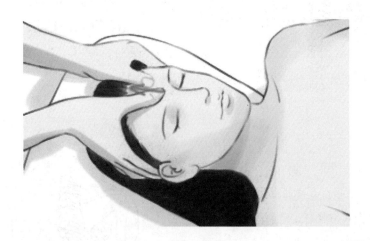

（2）操作者用两拇指指腹自印堂穴至前额发际处交替平推，约 1 分钟。

（3）操作者用拇指或 4 指并拢，指腹用力，依次按揉膻中、神阙、关元、神门、内关、足三里、三阴交、太溪、太冲等穴，每穴约按揉 30~50 次，以局部酸胀为度。

（4）妈妈取俯伏坐位，操作者用拇指指腹或掌根按揉膈俞、肝俞、脾俞、肾俞等穴，每穴约按揉 30~50 次，最后用手掌自大椎穴至腰骶部，平推脊柱及其两侧，疏通督脉，放松身心。

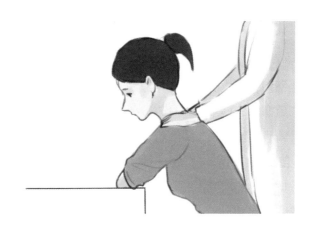

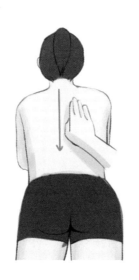

七、治疗方法

1 心理治疗

心理治疗是治疗产后抑郁的重要手段之一，包括心理支持、咨询与社会干预等。通过心理咨询，医生能够了解导致产后抑郁的根源，为妈妈提供精确、针对性的情感与社会支持。所以，当妈妈们感觉自己的沮丧、抑郁情绪持续存在甚至不断加重时，应尽快、主动寻求专业医生的帮助，通过接受心理疏导，调整情绪发展方向，重拾哺育子女的乐趣。

2 药物治疗

当心理治疗已经不足以解决产后抑郁的问题时，妈妈们也可以在专科医生指导下使用药物缓解症状。可根据以往用药经历，尽量选用不进入乳汁的抗抑郁药，如选择性5-HT再摄取抑制剂（SSRIs）、三环类抗抑郁药、四环类抗抑郁药和单胺氧化酶类抗抑郁药等。

小贴士

SSRIs是产后抑郁症的一线治疗药物，代表药物有氟西汀、帕罗西汀、舍曲林、氟伏沙明、西酞普兰。应特别注意药物使用要遵从医嘱，从低剂量开始，逐渐增加至足量、足疗程。

3 艾灸治疗

艾灸，是指点燃艾条，熏烤体表穴位或特定部位，利用其产生的热量激发经气的活动，调整人体紊乱的生理功能，从而达到防病治病目的的一种治疗方法。对于产后抑郁的妈妈，可以采取艾条温和灸的方法治疗。

艾灸穴位可以选用神阙、关元、膈俞、肝俞、脾俞、肾俞等。艾条灸时，将艾条的一端点燃，对准应灸的穴位进行熏烤。熏烤时，艾条距离皮肤 1.5~3 厘米左右，以穴位局部有温热感而无灼痛为宜。一般每穴灸约 5 分钟，至皮肤红晕为度。操作者可将食、中二指分开，置于施灸部位的两侧，这样可以通过手指的感觉来测知局部的受热程度，以便随时调节施灸的距离，并防止烫伤。

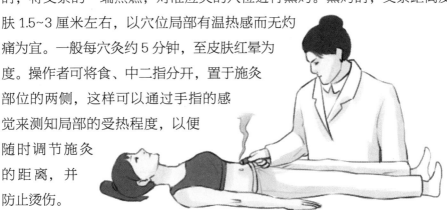

 小贴士

可以准备一个空的啤酒瓶子，艾灸结束后，将艾条燃烧端插入空瓶里，采用隔绝空气的方式熄灭艾条，避免发生火灾。

八、预后

对于大部分产后抑郁的妈妈来说，经过一段时间的治疗，症状会逐渐消失，一切恢复正常。约 70% 患者于 1 年内痊愈，但再次妊娠时，有 20%~30% 的妈妈会复发产后抑郁。

九、日常养护

产后抑郁，重在预防。一旦患病，除了采用中医中药治疗，还需要在生活中进行心理和生理的调适。

1 产前防范

研究显示，约 1/3 有抑郁症病史的女性会在产后重患抑郁症。有精神病家族史，特别是有家族抑郁症病史的产妇，产后抑郁的发病率要高于无病史的女性人群。因此，对于有抑郁症家族史的准妈妈们，全家人都要从准妈妈备孕起就注意学习，了解产后抑郁的相关知识，做好预防工作。建议准妈妈们积极参加孕妇学校的学习，以了解有关妊娠、分娩常识，减轻对妊娠、分娩过程的紧张、恐惧心情，完善自我保健。

2 提前掌握育婴技巧

准妈妈从怀孕开始，就要尝试进入母亲的角色。可以通过阅读书刊、聆听讲座、与其他妈妈交流等方式，学习育儿知识和技能，比如给宝宝喂奶、洗澡、换尿布、拍嗝等。同时，还要对宝宝的正常生长发育规律、常见疾病防治方法及安全防范有一些了解。

3 学会倾诉与求助

造成产后抑郁的一个普遍原因是妈妈们独自承受了所有的担忧与恐惧。其实，妈妈们完全可以通过跟亲人、朋友或医生交谈，来宣泄自己的不良情绪，获得满满的正能量，以积极应对哺育宝宝的工作。

首先，妈妈们要能够接受"不完美"。很多妈妈都喜欢比较，从比较宝宝的生长发育状况，到未来比较孩子的学习成绩，总是给自己太高的目标和太多的压力，要求自己一定不能比别的妈妈差，从而常常因为没有做好某些事情而感到十分失望。我们的建议是做快乐的妈妈，而不是完美的妈妈。这样，宝宝才有可能成为快乐的宝宝，健康成长。

另外，从二人世界突然变成了三口之家，各种手忙脚乱是肯定无法避

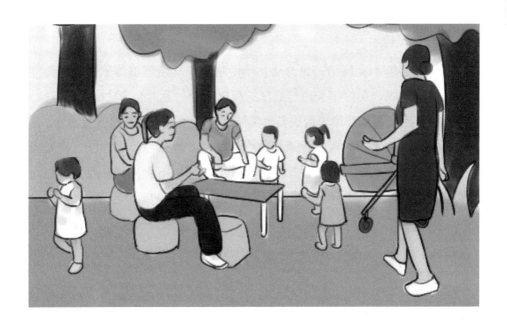

免的，与其抱怨、沮丧，不如积极面对，享受生活给予的一个个挑战。当妈妈自己无法应对当前的混乱与悲伤，就要寻求宝爸及其他家人的帮助，要及时与他们沟通，请他们协助照料宝宝，并承担其他家务，从而排解负面情绪。

同伴间的交流也能帮助妈妈宣泄抑郁情绪。在天气晴好的午后，妈妈可以带宝宝去公园、广场散步，在那里，不但可以呼吸新鲜空气，接受阳光沐浴，还能跟其他同样面临宝宝养育问题的新手妈妈交流，在互相倾诉之中，妈妈不仅可以获得情感支持，还能学习育婴知识。

小贴士

如果条件允许，我们建议妈妈们在娘家坐月子，熟悉的环境、亲人和生活习惯，可以帮助妈妈改善分娩后的身体虚弱，减少照料宝宝的手足无措，有效缓解产后抑郁。

4 适当运动

运动是缓解不良情绪的好方法。孕期坚持运动能增强体质，尤其是常坐办公室的孕妈，最好每天进行适宜的有氧运动，锻炼心肺功能，为分娩、产后照料宝宝及身体尽早康复进行体能储备，以便适应繁忙的母亲角色。

分娩后，新手妈妈可以根据身体恢复情况，尝试散步、瑜伽、产褥操等运动，不但能锻炼身体、放松身心，还能够释放不良情绪。尤其是在妈妈心情不好时，要尽情沉浸与享受运动，让自己的精神振奋起来。

小贴士

如果预产期已过，还没有出现规律性的宫缩，妈妈可以尝试爬楼梯，促进子宫收缩，有利于顺产。在爬楼梯前，要检测一下胎心和羊水，在胎心不正常或者羊水过少、羊水浑浊，甚至破水的情况下，就不能做爬楼梯等运动了。如果妈妈血压过高，也不宜运动，以免引起子痫。

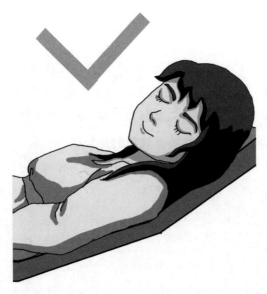

5 睡眠充足

睡眠不足是引起产后抑郁的原因之一。妈妈分娩后身体虚弱，加之频繁哺乳，照顾宝宝的生活，或接待亲朋好友的探视，很容易睡眠不足。过度困乏会使精神状态不稳定，导致心情抑郁或暴躁。

所以，新妈妈要争取一切时间补充睡眠，尤其是宝宝入睡的这段时间，妈妈不要操劳其他事情，应该用来补觉。另外，妈妈们可以请家人或家政服务员协助做家务，以获得充分的休息时间。

顽固性入睡困难或早醒的妈妈，可以寻求专业医生的帮助，通过口服助眠药物提高睡眠质量。

小贴士

良好的睡眠环境十分重要。要保持安静，避免噪音的干扰，尽量避开邻近马路的房间；要避免强光源，床褥的硬度、枕头的高低都要合适；室内的温度在20℃左右，湿度在60%左右。通过创建有利于诱导入睡条件反射的温馨环境，能够促进睡眠。

6 合理饮食

产后抑郁与体内某些微量元素缺乏有一定关系。怀孕、分娩的生理过程常常会造成体内某些营养元素失衡。当锰、镁、铁、B族维生素等营养素摄取不足，就会影响精神状态。粗粮、核桃、花生、马铃薯、大豆及其制品、葵花籽、新鲜绿叶蔬菜、海产品、蘑菇及动物肝脏等食物，富含上述多种营养素，可帮助缓解紧张、抑郁情绪，可多吃。

此外，为了产后能产生足量乳汁哺育宝宝，并预防哺乳期乳腺相关疾病，如乳汁淤积、急性乳腺炎、漏乳等情况发生，妈妈也要合理饮食，避免过多食用肥甘厚味，影响妈妈和宝宝的身心健康。

小贴士

建议妈妈选择当季、当地产的新鲜蔬菜、水果食用，尤其是绿叶菜，比如芹菜、油菜、菠菜等。这类食物在补充维生素的同时，还能增加膳食纤维，促进肠蠕动，避免产后便秘。

7 积极治疗哺乳相关的乳房疾病

有些妈妈总是担心自己不能很好地哺育宝宝，尤其是哺乳期反复发生乳房疾病的妈妈们，很容易因为乳房问题导致心理疾病。要想解决这一类妈妈的心理问题，就要首先解决她们的乳房问题。

如果抑郁来自对乳汁分泌量不足的担心，那就要指导妈妈通过观察宝宝的吸吮和吞咽动作来判断自己的乳汁量，并以宝宝良好的生长发育状况为妈妈树立信心。让妈妈相信通过频繁有效的吸吮，宝宝是能够吃饱的。当妈妈在哺乳过程中反复遭遇乳汁淤积、急性乳腺炎等问题，也会情绪不稳定，甚至急躁易怒。这时，医生在治疗乳房疾病的同时，还要配合对妈妈日常生活方式的指导，以尽可能减少乳房疾病的发生次数，帮助妈妈身心康复。对于感到哺乳过程烦琐、疲劳的妈妈，要发动全家人积极给予协助，让妈妈有充足的休息时间。对于担心乳房下垂、身材变形的妈妈，可以利用孕妇学校等多种渠道普及有关妊娠、分娩的常识，减轻她们对妊娠、分娩前后的紧张、恐惧心情。

8 给自己一点时间

时光不语，静待花开。每个宝宝都会按照自己的节奏慢慢长大，妈妈也要按照自己的节奏继续生活。妈妈首先是自己，是一位有情感需求的女性，其次才是一位母亲。所以，妈妈除了要去关心、爱护、养育小宝宝，经常与他们情感交流，更要留给自己一点时间，听听音乐、逛逛街、追自己喜欢的电视剧、跟宝爸约个会。适度地放松自己，做自己喜欢做的事，有助于缓解焦虑、抑郁、不安的情绪。

9 关注男性产后抑郁

产后抑郁并不是妈妈的专利，在当今社会，越来越多的爸爸也患上了产后抑郁。他们终日困扰不堪，精神恍惚，食欲减退。男性产后抑郁的发病率同样较高，研究发现，宝宝出生后，约 1/10 的宝爸会受到抑郁情绪的困扰。如果抑郁情绪没有得到及时排解，轻者会出现短期脾气暴躁，对任何事情都不感兴趣；重者可能会酗酒、赌博，甚至误入歧途。还有一些更为极端的爸爸甚至会伤害宝宝，造成家庭破裂。

虽然男性产后抑郁的表现和女性相似，但发生的原因却不尽相同，多由生活方式超过其预期造成，比如没有做好当爸爸的心理准备，经济压力明显增加，休息时间明显缩短，家务劳动增多，妻子对自己的关注减少等。男性产后抑郁的表现虽然比较"内敛"，但如果不及时排解和治疗，仍然会严重影响日常生活，甚至出现暴力后果。

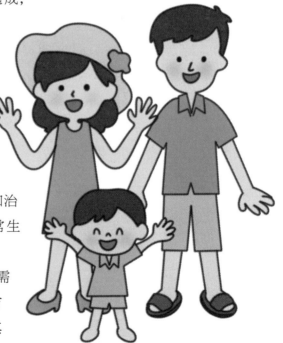

防治男性产后抑郁，需要采用心理、药物等多种方法，宝妈在这个过程中尤其

要发挥重要的作用。比如在宝宝出生前，夫妻二人共同学习育儿知识，宝宝出生后，一起分担养育宝宝的各种繁杂工作。宝妈要关注宝爸的情绪变化，同时调节自己的情绪，不要因为照顾宝宝而冷落、忽视宝爸，或给宝爸太大的心理压力。

产后耻骨
联合分离症

耻骨联合分离症

耻骨联合分离症是指骨盆前方两侧耻骨纤维软骨联合处，因外力而发生微小的错移，表现为耻骨联合距离增宽或上下错动，出现局部疼痛和下肢抬举困难等功能障碍的软组织损伤性疾病，也称耻骨联合错缝。

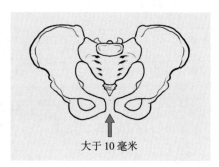

大于 10 毫米

小贴士

一般正常女性的耻骨间隙为 4~6 毫米，孕期因激素水平改变可增宽 2~3 毫米，当耻骨联合分开大于 10 毫米时，称耻骨联合分离。

女性骨盆的生理结构

骨盆，是躯干和下肢之间的骨性连接，是支持躯干和保护盆腔脏器的重要结构。女性骨盆是胎儿娩出时必经的骨性产道，其大小、形态与分娩密切相关。女性骨盆较男性骨盆宽而浅。

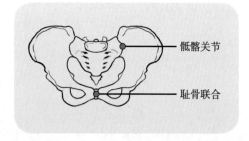

骶髂关节

耻骨联合

骨盆由骶骨、尾骨和左右两块髋骨及其韧带连接而成。每块髋骨又是由髂骨、坐骨及耻骨组成的不规则骨骼。耻骨联合是由两侧的耻骨联合面借纤维软骨连接而成的半关节，由耻骨上韧带、耻骨弓状韧带加强。两侧髋骨在后面有耳状关节面与骶骨的两侧关节面相连接，构成骶髂关节。

小贴士

耻骨联合软骨间隙具有弹性，使关节更具有缓冲性和可变性。一般情况下，耻骨联合可承受230千克的张力，单纯外力作用是不会轻易发生耻骨联合分离的。怀孕后，随着身体激素水平的变化，这个间隙会增宽2~3毫米，有利于增加骨盆的伸缩性，并利于胎儿娩出。

一、原因

约1/3的妈妈会在孕期或产后遭遇耻骨联合部位的疼痛不适，这往往是由耻骨联合分离导致的。常见导致耻骨联合分离的原因如下。

① 内分泌因素

正常情况下，女性在怀孕期，尤其是分娩前，会出现黄体素分泌增加，这会让骶髂关节和耻骨联合软骨及韧带变得松软，使分娩时耻骨联合及两侧骶髂关节均出现轻度分离，骨盆短暂性扩大，有利于胎儿娩出。大多数妈妈的黄体素水平会在分娩后恢复正常，松弛的韧带及软骨也随之恢复正常，骶髂关节、耻骨联合面逐渐恢复到正常位置。但如果黄体素分泌过多，韧带就会松弛过度，分娩时发生两侧骶髂关节及耻骨联合过度分离。

小贴士

耻骨联合部位的疼痛多发生在孕中晚期。随着孕周增加，子宫会不断增大并加重对骨盆的压迫，且孕后期激素分泌旺盛，所以骨盆会被撑大撑宽以适应胎儿发育，从而出现耻骨联合分离。

2 自身骨盆条件

自身耻骨联合构造薄弱或存在解剖关系变异的妈妈容易出现产后耻骨联合分离症。如妈妈的骨盆较小，为适应胎儿的发育及分娩过程，必然容易出现过度分离。

3 孕产过程

准妈妈孕期羊水过多、双胎妊娠、胎儿过大等，都会增加对骨盆的压迫。尤其当胎儿过大时，妈妈在生产过程中很容易出现耻骨韧带松弛、受损，产程延长，从而导致耻骨联合分离。

分娩时用力不当或借助强力牵拉会导致耻骨联合损伤，引起骨盆收缩力平衡失调，造成耻骨联合面不能恢复到正常的位置，出现产后耻骨联合部位疼痛。

4 外伤、受凉

妈妈怀孕时，长时间站立，或下蹲时用力过猛，或单腿站立负重时突然滑跌，或跌倒时单侧臀部着地，或外来暴力直接作用于耻骨联合部，或横向劈腿过大，或局部挫伤等，都可致使耻骨联合部的距离增宽加大或上下错动而出现耻骨联合分离症，产生临床症状，有的还可以发生耻骨联合软骨炎。所以，准妈妈在怀孕期要动作轻柔，避免跨坐。

另外，腰骶部受寒会导致或加重耻骨联合部位的疼痛症状。

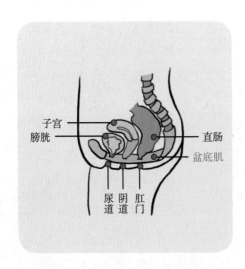

子宫
膀胱
直肠
盆底肌
尿道 阴道 肛门

5 盆底肌

盆底肌是指封闭骨盆底的肌肉群。这一肌肉群犹如一张"吊床"，把尿道、膀胱、阴道、子宫、直肠等脏器牢牢托住，从而维持他们各自的正常位置，以便发挥生理功能。盆底肌对耻骨联合起到稳定、保护作用，当盆底肌群力量下降，无法正常发挥作用时，会导致耻骨联合分离症。

二、临床表现

1 疼痛

疼痛是产后耻骨联合分离症的最直接表现。疼痛位置在耻骨联合处，可扩散到两侧股骨，导致大腿根部疼痛。疼痛性质往往以刺痛、酸痛为主。合并骶髂关节错位时，还会出现下背部、臀部疼痛等症状。

2 肿胀

耻骨联合周围可能会有明显的肿胀。这种肿胀往往是由于耻骨联合周围的皮下出血导致的，随着疾病时间的延长，会出现局部无菌性炎症，使肿胀的情况继续加剧。

小贴士

炎症，就是我们平时常说的"发炎"，是机体对于刺激的一种防御反应，表现为红、肿、热、痛和功能障碍。根据病因，炎症可分为感染性炎症和无菌性炎症两大类。当人体受到病原微生物和细菌、病毒、原虫等感染并引起人体产生渗出、坏死和增生等炎症反应时，统称感染性炎症。如果是物理、化学等因素引起的炎症反应，则称为无菌性炎症。比如踝关节扭伤后出现的局部肿胀、疼痛就属于无菌性炎症。

3 活动受限

一侧下肢不能负重，髋关节无法内收、外展，任何抬脚或使两腿分离的动作都会引起剧烈疼痛，甚至难以从床上起身或在床上转身。这种疼痛及其引起的活动障碍，使得走路、下蹲、提重物、上下楼梯、排便及性生活都变得难以完成。

4 "鸭步"

耻骨联合分离症还表现为在抬起下肢或者外展髋关节的时候，出现耻骨联合周围的异响。行走时骨盆"咔嗒"作响，移动速度缓慢，造成摇摇摆摆的步伐，像鸭子走路一样，这种异常的步态被称为"鸭步"。

5 形体及脏器功能变化

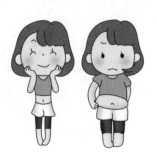

严重的耻骨联合分离，可能会导致妈妈形体变化，如屁股变大，髋部增宽，甚至会影响盆腔器官的功能，导致子宫下垂、膀胱功能障碍等疾病。

小贴士

很多妈妈在分娩后发现，虽然体重已经恢复到怀孕前的状态，但先前的裤子仍然穿不上，这也许就是因为耻骨联合分离引起髋部增宽所致。

三、诊断

产后耻骨联合分离症的诊断，主要依靠病史、症状、体征和影像学检查。

1 病史

有怀孕、分娩史或有明显的外伤史。

2 症状

耻骨联合部疼痛，轻者行动无力，上下台阶及单腿站立、弯腰、翻身等动作，都可引起局部疼痛加剧；重者疼痛剧烈，活动受限，单侧或双侧下肢难以负重，不能行走，翻身困难。

3 体征

局部压痛与叩击痛明显，髋关节外展、外旋活动受限，耻骨联合加压、骨盆分离与挤压试验阳性。错移较重者，可触摸到耻骨联合上下缘不齐或分离的间隙。

小贴士

骨盆分离试验用于检查骨盆骨折及骶髂关节病变。患者取仰卧位，检查者两手分别置于两侧髂前上棘部，两手同时向外推按髂骨翼，使之向两侧分开，如有骨盆骨折或骶髂关节病变，则局部发生疼痛反应，称骨盆分离试验阳性。

产后耻骨联合分离者，骶髂关节必然发生错位。但各种外力引起的骶髂关节错位，则极少发生耻骨联合分离。骶髂关节错位，根据骶骨与髂骨相对位置的变化，可分为向前和向后错位两类。向前错位，患侧髂后上棘位置偏高，患侧下肢髋膝屈曲困难；向后错位，患侧髂后上棘位置偏低，患侧下肢髋后伸困难。

4 影像学检查

X线光片可见耻骨联合间距明显增宽，超过10毫米，可有上下错位现象。慢性耻骨联合分离者，可见耻骨联合之关节面毛糙、增生等。

小贴士

简单测试耻骨联合是否分离的方法：取仰卧位，身体放松，用手轻轻按压耻骨联合处，松开5秒钟后若仍有持续疼痛，则有可能是耻骨联合分离。

四、按摩调理

1 按摩作用原理

（1）整复错位，调整骨盆至正常位置。

（2）活血通络，改善骨盆局部血液循环。

（3）理筋通络，增强盆底肌及周围核心肌群的力量，帮助耻骨联合慢慢回位。

2 按摩常用穴位

八髎

（包括上髎、次髎、中髎、下髎）

所属经络：足太阳膀胱经。

定位：在骶部，依次正对第1、2、3、4骶后孔。

主治：月经不调，遗精，带下，小便不利，便秘，泄泻，腰痛等。

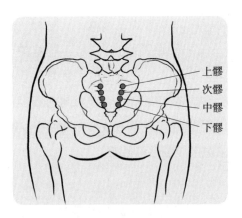

环 跳

所属经络：足少阳胆经。

定位：在臀外侧部，侧卧屈腿，当股骨大转子最凸点与骶管裂孔连线的中、外1/3交点处。

主治：下肢痿痹，半身不遂，腰腿痛等。

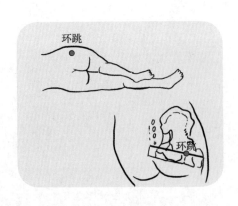

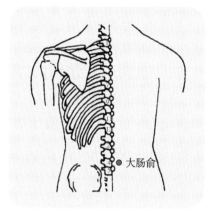

大肠俞

所属经络：足太阳膀胱经。

定位：在腰部，当第4腰椎棘突下，旁开1.5寸。

主治：腰痛，腹胀，泄泻，便秘，痢疾，痔疮等。

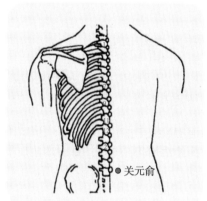

关元俞

所属经络：足太阳膀胱经。

定位：在腰部，当第5腰椎棘突下，旁开1.5寸。

主治：腹胀，泄泻，小便频数或不利，遗尿，腰痛等。

❸ 按摩方法

（1）妈妈取俯卧位，操作者按、揉骶髂及腰臀部约5分钟，点、按八髎、环跳、大肠俞、关元俞等穴位各1分钟，并做下肢后伸动作3~5次，手法要轻柔。

因妈妈处于哺乳期，所以操作前务必排空乳汁，避免俯卧时挤压乳房，造成乳汁淤积或急性乳腺炎。

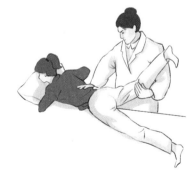

（2）妈妈取仰卧位，操作者站在患侧。以右侧为例，操作者用右侧腋窝夹住妈妈右足踝，右肘屈曲，以前臂背侧托住妈妈小腿后面，左手搭于妈妈右膝关节前侧，右手搭于左侧前臂前段，用力夹持妈妈右下肢。操作者身体略向后倾，向远端牵引1~2分钟。

（3）整复向前错位

妈妈取健侧卧位，健侧下肢伸直，患侧屈髋屈膝。操作者站在妈妈面前，一手按住妈妈肩膊前部，并向后推固定其躯体，另一手按住患侧髋部，向前拉至最大限度，当扭转的作用力集中在骶髂部时，两手同时反向用力扳动。

妈妈仰卧，操作者站在患侧，一手托住患侧小腿后侧，另一手扶住患侧髋部，使髋膝屈曲至最大限度，然后在屈髋屈膝位做快速伸膝和下肢拔伸的动作。

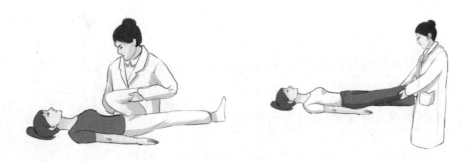

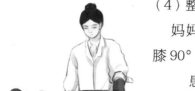

（4）整复向后错位

妈妈取健侧卧位，健侧下肢伸直，患侧屈膝90°。操作者站于妈妈身后，一手向前抵住患侧骶髂关节，另一手握住患肢足踝上部，两手同时反向用力向后牵拉至最大限度。

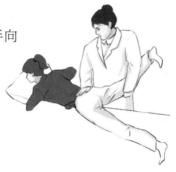

妈妈取俯卧位，操作者站于患侧，一手向下按压患侧骶髂部，另一手托住患肢膝前部，两手对称用力，使下肢后伸至最大限度，然后两手同时用力做相反方向的快速扳动。

（5）整复完毕，妈妈取俯卧位，操作者按揉患侧骶髂部，并在患侧骶髂部用擦法透热，以理筋活络，活血祛瘀。

小贴士

新妈妈的耻骨痛在孕期也会发生，但会随着身体的恢复在产后1个月内消失；在产后出现的耻骨痛，也不会持续超过3个月的时间。因此，新妈妈的耻骨痛情况若持续超过3个月，或者感觉疼痛程度有加剧的趋势，就应及时寻求医生的帮助。

五、预后

本症为慢性损伤，可能反复疼痛，必要时可佩戴专业的骨盆矫正带保护，利于耻骨联合处恢复。按摩调理后，症状可即刻缓解。但因骶髂关节囊和韧带均有损伤，稍一扭转就容易复发，因此在治疗后 2 周内要避免做腰部及下肢的大幅度活动。妈妈最好保持屈髋屈膝体位卧床休息，并注意局部保暖。

耻骨联合分离治疗不及时，可能出现耻骨骨炎、耻骨联合关节炎、骶髂关节炎、骶尾关节炎等并发症，严重的需要手术治疗。

六、日常养护

1 合理饮食

分娩过程及产后哺乳新生宝宝都需要消耗较大的体力，当新妈妈身体虚弱，正气不足时，必然会延迟耻骨联合分离的复原。因此，妈妈们合理饮食，适度进食高蛋白、高碳水化合物、富含维生素和矿物质的食物，能够促进耻骨联合康复。比如，妈妈们可以吃鸡蛋、鱼、虾、动物内脏等高蛋白食物，并可以适当增加摄入猪皮、猪蹄、猪肚等富含胶原的食物。

 小贴士

需要注意的是，产后早期，宝宝还不能有效吮吸妈妈乳房时，过多食用高蛋白食物可能会导致乳汁过于黏稠而淤积于乳腺管内，甚至出现急性乳腺炎。因此，妈妈们仍然要参考本丛书"妈妈篇"《乳汁淤积、急性乳腺炎》的饮食介绍，严格把握"适度"原则，且不宜在产后早期乳腺管尚未通畅时即食用高蛋白食物。

此外，新妈妈分娩后常常需要卧床休息，此时还需要在饮食中增加粗纤维的摄入，比如多吃芹菜、油菜、菠菜等绿叶蔬菜，以促进肠蠕动，避免出现因妈妈活动量减少而导致大便秘结。

适度补充钙剂，进食高钙食物，也能帮助耻骨联合分离尽快恢复。

2 控制体重

妈妈们想要避免耻骨联合分离的发生，孕期控制体重是关键。不但要注意控制自身的体重，还要注意控制胎儿的体重过快增长，降低巨大儿的发生率。

 小贴士

准妈妈要重视孕期产检，及时发现妊娠糖尿病等内分泌代谢性疾病，并根据医嘱合理饮食、运动，有益于母婴身心健康。

3 注意休息、保暖

准妈妈在孕期要避免过久站立，行动轻柔、缓慢，侧卧时可在两腿之间放置枕头，一旦出现疑似耻骨联合分离症状时就要尽量卧床休息。因腰骶部受寒会导致或加重耻骨联合部位的疼痛症状，所以准妈妈要注意保暖，不可贪凉，不穿暴露腰腹的衣服。

中国人特别讲究坐月子，月子里的妈妈尤其需要充分休息，不可过早下地、负重、久蹲，但也不建议完全卧床不动，以免形成下肢静脉血栓。忌食生冷，多食温热易消化的食物，不但有益于修复产后虚弱的身体，还能促进泌乳。房间要注意保暖，不可有过堂风直吹，但也不要使室内过于闷热，可以让家中各个房间交替通风，保持空气清新。

轻度的耻骨联合分离和损伤，休息一周后疼痛可缓解，一个月左右便可恢复如常。

小贴士

常言道："产前一盆火，产后冷如冰。"意思就是，怀孕期间，准妈妈阳气旺盛，常见怕热、心率快、食量增大等阳热有余之症。即使感受风寒，也极易从阳化热，变生发热、黄痰、便秘、口臭等实热证。分娩后，由于津伤气耗，气血两亏，导致身体温煦功能不足，邪气多从寒化，出现产后受风、头痛、关节痛、胃纳差、完谷不化、五更泻等虚寒之症。因此，妈妈在坐月子时一定要避免受风、受寒，即使在夏天坐月子，也不要贪凉。

❹ 纠正不当姿势

有些刚刚分娩完的妈妈在喂奶时，喜欢侧身坐在床沿上，一条腿蜷起垫在宝宝身下，另一条腿自然下垂接触地面。这种姿势对于产后骨盆恢复十分不利。因每次母乳耗时较长，长时间保持这种姿势，会使两腿之间产生剪切力，加之距离分娩时间较短，韧带弹性和长度尚未恢复到分娩前的状态，所以对骨盆影响较大，容易产生或加重耻骨联合分离。

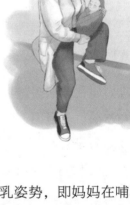

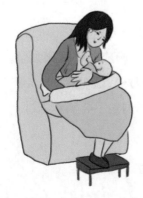

可以选用左图的哺乳姿势，即妈妈在哺乳时尽量选择坐位，可倚靠床头或椅背以加强支撑；双脚可踩小凳，使下肢屈曲呈90°，同时在大腿部位放几层褥子或一个厚垫子，使宝宝躺在上面后与妈妈的乳房高度大致相同。此时妈妈仅需要用双手揽住宝宝身体即可完成哺乳。

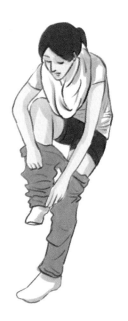

小贴士

上述姿势同样适用于部分乳头异常的妈妈哺乳，在本丛书"妈妈篇"《乳头异常》中有详细介绍。

此外，妈妈在孕期受激素水平影响会出现耻骨联合韧带松弛现象，从而使骨盆体积增大，以此来容纳宝宝的成长。这时，如果频繁制造两腿之间的剪切力，就有可能加重耻骨联合分离。比如怀孕期间，妈妈经常在站立位穿脱裤子，致使单腿抬起时两腿之间产生剪切力。即使每次只有很短的时间，也会因反复出现而使两腿剪切力叠加，对耻骨联合韧带造成损伤。所以，我们还是建议准妈妈们在舒服的坐位穿、脱衣物。

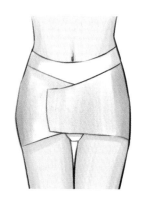

5 使用骨盆矫正带

耻骨联合中重度分离或者同时伴有骨盆错缝和较重的软组织损伤时，单纯休息是无法彻底解决问题的，反而会延误病情，出现反复疼痛、骨盆变宽、外扩、屁股变大、下肢变粗、步态异常等，甚至并发耻骨联合炎，缠绵难愈。这时，可以利用骨盆矫正带进行物理固定矫正。一般选用双菱形骨盆带，使用时将骨盆带两侧分别固定两侧胯部，左右平衡，前后对应，利用矫正带的弹性向内收紧分离的骨盆。

6 盆底肌训练

产后盆底肌群力量下降也会导致耻骨联合分离。针对此种情况，妈妈们可以选择用增强盆底肌群力量的方式来缓解耻骨联合部位的疼痛。此处介绍一组盆底肌训练方法，通过对盆底肌肉功能锻炼，达到防治耻骨联合分离的目的。

小贴士

我们可以用一个简单的方法感知自己的盆底肌。在排小便的过程中，主动用力夹断尿流，中断小便，此时感觉收紧且有些酸胀感的肌肉就是盆底肌。

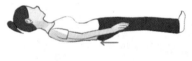

（1）仰卧，伸展双腿与肩同宽，放松背部、腹部肌肉，用中等力量做收缩盆底肌的动作，每次收紧 3~5 秒，放松 3~5 秒。此动作可锻炼盆底慢肌，维持盆腔器官正常位置。

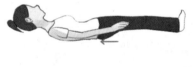

（2）体位同上，用较大力量快速收缩盆底肌肉，收缩 1 秒，放松 2 秒，连续 5 次后休息 5 秒。此动作可锻炼盆底快肌，防治压力性尿失禁。

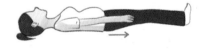

小贴士

以上两组动作交替进行，每次训练时间约 10 分钟，每天可训练 2~3 次。训练前要排空小便，不要憋尿，训练过程中要全身放松，把注意力集中在盆底肌位置。训练后如有酸胀疲劳感，可平趴在床上或保持蛙式卧位，放松 5~10 分钟。

（3）妈妈仰卧，屈髋屈膝，做骨盆抬起与放下的动作。当抬起骨盆时，用力收缩盆底肌；当放下骨盆与肩部同一水平时，放松盆底肌。每天可训练 10~20 次。

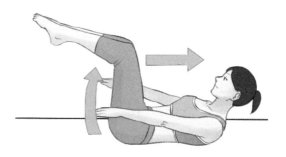

小贴士

盆底肌位于盆腔下出口。当耻骨联合分离时，盆底肌会处于拉长、松弛、无力的状态，所以加强盆底肌肉力量的训练，能够帮助耻骨联合复原。

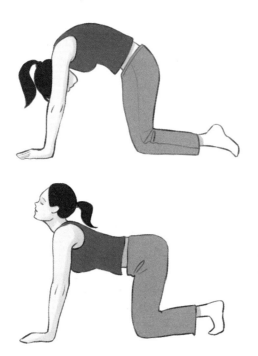

（4）起始位置为双手、双膝着地，跪于床上，躯干下沉，腹部伸展，头部上抬。然后躯干拱起，胸骨与骨盆相互靠近的过程中盆底肌收缩 5 秒左右。最后再回到起始位置，盆底肌放松，休息约 10 秒钟。该动作每日可重复 10~20 次。

（5）下肢伸直坐于床上，双上肢后伸支撑身体，双足自然伸展放松。当足部向外侧旋转时盆底肌收缩，保持5秒左右，然后双足回位放松，盆底肌放松，约10秒钟。该动作每日可重复10~20次。

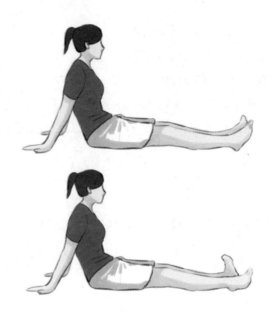

（6）双手扶住椅子靠背或桌子，保持身体正直站立，双腿并拢，脚尖朝前，缓缓踮起脚尖，将身体上抬时，做盆底肌收缩动作约5秒，脚后跟落地后放松盆底肌，约10秒钟。该动作每日可重复10~20次。

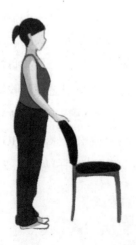 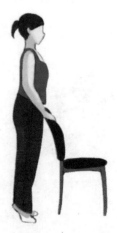

7 腹横肌训练

腹横肌位于腹部深层，像束带一样围绕腰部一圈把骨盆包裹住，其收缩可以提升腹压，稳定骨盆。通过锻炼，增强腹横肌力量，有助于合并耻骨联合。

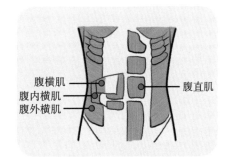

（1）妈妈取仰卧位，屈髋屈膝，全身放松。呼气时将小腹向内收，感觉腰部收紧，腹部下沉，并保持30~60秒。期间均匀呼吸，不要憋气，每日可做3~4次。

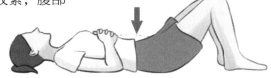

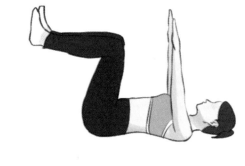

（2）"死虫"练习：妈妈仰卧在床上，屈膝直臂上抬，像一个四脚朝天的死虫一样。相对侧上肢和下肢缓慢而有控制地展开、还原，两侧交替完成动作，就像走路时摆臂一样。练习过程中要注意收紧腹部，保持腰部始终紧贴床面，每次重复10~20遍，每日可做3~4次。

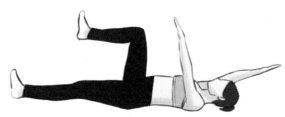

小贴士

腹横肌训练还可用于防治腰肌劳损等疾病。

8 整合训练

把臀肌、大腿内收肌、盆底肌和腹横肌训练整合在一起，通过整体训练，增强这些肌肉的同步收缩能力，使肌肉在动态过程中协调收缩，稳定骨盆。

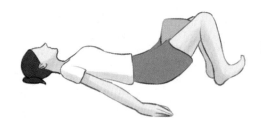

（1）仰卧在床上，屈髋屈膝，双脚间距略大于肩宽，双腿间可夹一垫子，脚尖抬起，双臂向两侧分开放在地面上。

（2）臀部向上发力，以双肩及上背部为一个支点，双脚脚跟为另外两个支点，将臀部向上顶起，同时中下背和大腿也向上抬起，直到整个躯干从肩部到膝盖基本处在一条直线上，并与小腿大致垂直。练习过程中要注意收缩腹部，避免骨盆前倾，保持5秒。

（3）臀部用力，缓慢而有控制地还原，每次重复10~20遍，每日可做3~4次。

背奶攻略

大家知道什么是"背奶妈妈"吗？很多妈妈在分娩后 3~5 个月就要回到工作岗位。她们想继续给宝宝提供母乳，又不能在家做全职妈妈，便只能利用工作间隙挤奶、储奶，下班后带回家作为宝宝第二天的"口粮"。这就是"背奶妈妈"。那么，怎样做一个合格的"背奶妈妈"？应该做哪些准备呢？

一、宝宝的准备

准备成为一名"背奶妈妈"之前，我们要首先确定宝宝已经能够熟练使用奶瓶，能够接受妈妈之外的家人照顾，能够适应妈妈的作息时间。如果宝宝已经准备好了，那么妈妈的"背奶"生活会轻松、顺利很多。如果宝宝还不能很好地适应这种生活状态，妈妈就要在上班前 1~2 周开始调整宝宝的生活方式，给宝宝打个"预防针"，以免宝宝因生活方式突然变化而出现身心不适。

1 奶瓶的选择与使用

（1）奶瓶材质

奶瓶是为宝宝准备的喝奶工具，按照其使用的材质分类，市面上销售的奶瓶主要分为玻璃、塑料、硅胶、陶瓷和不锈钢等。一岁以内的哺乳期宝宝，常用玻璃奶瓶、塑料奶瓶或硅胶奶瓶。

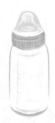

玻璃奶瓶

玻璃奶瓶通常采用高级耐热玻璃制成，其透明度高，耐高温，材质安全，不含致癌物质双酚 A（BPA），性质稳定，遇酸性或碱性物质不会释放出有害成分。而且因为玻璃表面光滑，不易藏污纳垢，所以

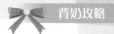

方便清洗。但是，玻璃奶瓶也有其缺点，如易碎、不耐摔。为了避免玻璃奶瓶破碎后伤人，现在有一种安全玻璃奶瓶，其内层为玻璃，外层是高强度材质，比普通玻璃奶瓶抗冲击力更强，而且即使摔碎了，玻璃碎片也会被外层的保护层包裹在里面。

塑料奶瓶

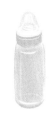

塑料奶瓶的优点有很多，包括使用方便、携带轻巧、不易摔坏等。不知大家有没有注意到，塑料奶瓶也是有很多种类的，比如 PP、PES、PPSU 等。它们到底有什么区别呢?

PP，化学名称聚丙烯，半透明，轻便耐摔，容易清洗，安全不含双酚 A，是世界上公认的用来制作食物容器的安全材质，是理想的奶瓶材料。PP 材质奶瓶价格较低，实用性强，但性能不如 PES 和 PPSU。

PES，化学名称聚醚砜，无色，透明度高，耐高温、耐磨损、易清洗。其性能介于 PP 与 PPSU 之间。

PPSU，化学名称聚苯砜，外表是淡淡的金黄色，可耐受 180℃的高温，可经受反复的高温消毒，不会产生有害成分，化学稳定性非常好。其兼具玻璃奶瓶的通透与 PP 的轻便耐摔，是安全的母婴用品新材质。

小贴士

还有一种塑料材质奶瓶，曾经被广泛使用，那就是 PC。PC，化学名称聚碳酸酯，其透明度高，曾被广泛用于奶瓶材料的制造，但是其中含有的双酚 A 成分在加热时能析出到食物和饮料当中，可能会扰乱人体代谢过程，对宝宝发育有负面影响，甚至有致癌风险。因此，我国从 2011 年起，禁止生产含双酚 A 的婴幼儿奶瓶。

● 硅胶奶瓶

硅胶奶瓶是采用液态硅胶（LSR）制成的奶瓶，不含双酚A，也不易破碎，具有优异的透明度、抗撕裂强度、回弹性、抗黄变性、耐热老化性和耐候性。原本其更多用于制作奶嘴，现在也开始用于制作奶瓶瓶身。有的硅胶奶瓶外形模仿妈妈的乳房，帮助宝宝更容易接受奶瓶喂养。

 小贴士

耐候性是指材料经受室外气候，如光照、冷热、风雨、细菌等造成的综合破坏的耐受能力。

（2）奶瓶的容量

奶瓶的容量多种多样，购买时只要根据宝宝的食量选择相应容量即可。如果奶瓶过大，奶水装不满，瓶中空气较多，宝宝喝了很容易胀气。但如果奶瓶太小，宝宝一瓶喝不饱，就需要再给第二瓶，平白增加了工作量。一般来讲，"背奶妈妈"可以选择4~6个260毫升容量的大奶瓶给宝宝喂奶、喂水，比较实用。

（3）奶瓶的口径

另外，奶瓶按开口直径区分，有标准口径和宽口径两种。标准口径的奶瓶比较方便抓握，但加奶粉时容易洒出，而宽口径的奶瓶因其易加奶粉、易清洗的优势，日渐流行。

② 奶嘴的选择与使用

（1）奶嘴的材质

奶嘴的质地通常分为硅胶和乳胶两种。硅胶质地较硬，乳胶则很柔软，宝宝吸起来不费劲，但相对硅胶来说，乳胶容易老化，不耐用。妈妈们可以根据自己的实际需求选择适合宝宝的奶嘴。

（2）奶嘴的口径

因为奶瓶口径有标准口径和宽口径之分，所以奶嘴也分标准径奶嘴和宽口径奶嘴。随着宽口径奶瓶的广泛使用，宽口径奶嘴也越来越成为人们选择的主流。

（3）奶嘴孔的形状

奶嘴孔的形状是决定奶瓶流速的重要因素。常见的奶嘴孔有圆孔型、十字型和 Y 字型几种。

圆孔型

圆孔型奶嘴是最常见的类型，奶水会自动流出，宝宝吸吮起来不费力，适合无法控制奶水流出量的宝宝。而且圆孔又有大、中、小的区别，小圆孔适合 0~3 个月的宝宝使用，或用来喝水；中圆孔适合 3~6 个月的宝宝使用；大圆孔则更适合半岁以上的宝宝使用，也可用来喝米糊等辅食。

圆孔型

十字型

十字型奶嘴流量很大，适合半岁以上的宝宝使用，宝宝可以通过调整吸吮力来控制奶水的流量，不容易漏奶。因十字孔型偏大，还可以用来喝果汁、米粉或含粗颗粒的饮品。

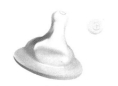

十字型

Y 字型

Y 字型奶嘴的奶水流量大且稳定，就算宝宝用力吸吮，奶嘴孔也不会裂大、变形，适合 3 个月以上的宝宝或添加辅食时使用。

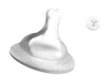

Y 字型

如果宝宝在使用奶瓶吃奶时，突然吐出奶嘴，用力吞咽，或被奶水呛到，剧烈咳嗽，这有可能是奶嘴孔太大了。相反，如果宝宝啃咬、拉扯奶嘴，或表现为烦躁、哭闹，则有可能是奶嘴孔太小，宝宝吃奶太费力。所以，家长要注意观察宝宝吃奶时的表现，及时更换不合适的奶嘴。

③ 宝宝学会使用奶瓶

很多习惯于直接吸吮妈妈乳头的宝宝，往往不喜欢或不会使用奶瓶，所以"背奶妈妈"必须在产假结束前教会宝宝使用奶瓶吃奶。使用前，妈妈可以用温水把奶嘴浸泡一下，使其柔软、温暖。使用时，妈妈可在宝宝面前做吸吮奶嘴时口唇一嘬一松的动作，让宝宝模仿。经过训练，宝宝一般都能学会使用奶瓶。

二、妈妈的准备

① 吸奶器的选择

虽然处于哺乳期的妈妈可享受哺乳假，即产假期满后，在工作日内可不少于1小时的哺乳时间，但很多妈妈因为住所离工作单位很远，不能在休息时回家喂奶，所以吸奶器便成了"背奶妈妈"的必备工具。

（1）电动吸奶器与手动吸奶器

市售吸奶器主要有电动型和手动型两种。电动吸奶器有可刺激奶阵和不可刺激奶阵两种，还分单泵和双泵等。手动吸奶器又分按压式、简易橡皮球吸式和针筒式。

电动吸奶器省力、快捷、轻松，但需要连接电源，当使用环境没有电源时，电动吸奶器就难以发挥作用。而手

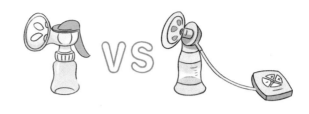

动吸奶器则不受环境制约，随处可用，只是使用时挤压手柄的确是个费劲的工作。而且手动吸奶器往往没有电动吸奶器的多种工作模式，只是单纯吸引，所以吸奶的效果可能会差一些。所以，如果条件允许，带有蓄电功能的电动吸奶器是更好的选择。

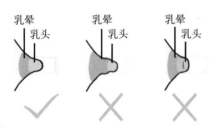

（2）选择合适的乳杯尺寸

吸奶器乳杯的尺寸要根据乳头直径选择，乳杯的喇叭口能容纳乳头，并且仅留有少许缝隙。过大、过小的尺寸都不利于乳汁顺利进入奶瓶。

（3）选择零部件可更换的吸奶器

对于上班后仍然坚持母乳喂养的"背奶妈妈"们，吸奶器的使用频率还是很高的，吸奶器的乳杯、奶嘴、奶瓶等零部件也需要经常清洗消毒。在高温消毒的过程中，这些零部件很容易出现老化现象，需要经常更换。选择零部件可以更换的吸奶器，能避免因个别零部件老化而更换整个吸奶器的情况，避免不必要的浪费。

（4）考虑吸奶器的噪音问题

选择电动吸奶器时，妈妈们还要考虑机器的噪音问题。如果使用的吸奶器噪音过大，吸奶过程中必然会令妈妈们烦心不已，也不利于夜间吸奶使用。

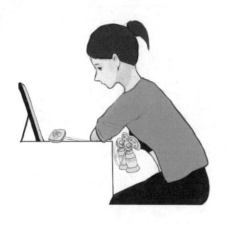

小贴士

"背奶妈妈"可以选择双泵全自动吸奶器，这样能够同时吸出两侧乳房里的乳汁，节省时间。

② 吸奶器的使用步骤

（1）放松乳房

吸奶前，妈妈们可以对乳房进行热敷和按摩，以促使乳腺扩张，为通畅分泌乳汁做准备。按摩方法可参考本丛书"妈妈篇"《乳汁淤积、急性乳腺炎》的按摩调理部分。当用拇、食二指做提拉乳头、触摸乳晕的动作时，动作要轻柔，不可以用指甲掐按乳头部皮肤，以免造成损伤。经过1分钟左右的提拉、触摸操作，乳头开始变硬、挺立，随后乳腺反射性地开始分泌乳汁，有时甚至另一侧乳头也能见到乳汁溢出。

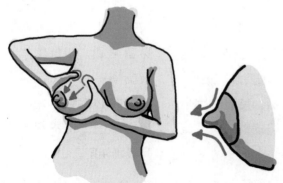

然后，妈妈双手呈"C"形对握乳房，五指柔和且用力地自乳房根部向乳头方向平推，使乳汁自乳头溢出。

此时，妈妈可以想象着宝宝可爱的模样，或者听听宝宝哭声的录音，或者看看宝宝的照片、视频等，视觉或听觉的刺激都会让大脑中枢下发泌乳的指令。

（2）正确使用吸奶器

吸奶前，妈妈们选择舒适的体位，并确保吸奶器各零部件安装正确。使用时，将吸奶器的乳杯罩在乳房上，使乳头对准乳杯的正中位置，并确保乳杯与乳房紧密贴合。

当一切准备就绪，便可打开电源开关，或用手慢慢捏挤吸奶器手柄，开始吸奶。需要注意的是，吸奶要从缓慢、柔和开始，逐渐加大频率和吸力，由慢到快，由轻到重，以自己感觉舒适为原则。使用手动吸奶器时，乳杯和乳头通道要稍微向下倾斜一些，这样才能使母乳自然地流入奶瓶里。使用吸奶器的时间一般在8分钟左右，整个过程控制在20分钟以内，不宜过长。当感觉到乳头疼痛或者吸不出奶的时候，应立即停止使用吸奶器。

（3）清洗物品

吸奶完毕，吸出的乳汁可以用储奶袋盛装，并放进冰箱冷冻或冷藏。妈妈可用温水毛巾擦拭乳房，保持乳房、乳头清洁与干燥，还可以涂抹羊毛脂软膏等，保护乳头、乳晕部位的皮肤。使用过的吸奶器乳杯、奶嘴、奶瓶等零部件都要进行清洗、消毒。

小贴士

妈妈们使用吸奶器吸奶时，要尽量选择育婴室、哺乳间或者茶水间、休息室等相对洁净的环境，避免在洗手间等细菌较多的环境中吸奶。若细菌进入乳汁，大量增殖，可能会经口传播疾病，影响宝宝身体健康。

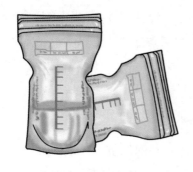

3 储奶容器

储奶袋，又名母乳保鲜袋、母乳袋，主要用于储存母乳。储奶袋的材质主要是聚乙烯，也就是通常所说的PE，是一种最广泛使用的塑料。有的储奶袋为增加阻隔性，还会在材料中加入PET（热塑性聚酯）。总之，只要储奶袋没有使用不安全的添加剂，都是可以放心使用的。

需要注意的是，储奶袋是一次性物品，不可以反复多次使用，所以成本相对较高。另外，储奶袋有保质期，妈妈在选购时要根据自己的奶量及预计"背奶"时间，合理计算储奶袋的需求量，以免造成浪费，甚至影响宝宝身体健康。

小贴士

储奶袋最好不要循环使用，因为异物容易黏附在储奶袋内部，不能完全清洗干净，进而发生质变，危害宝宝的健康。

与一次性使用储奶袋相比，储奶瓶更为安全、方便。储奶瓶既能冷藏又能加热，还可以高温消毒反复使用；储奶瓶还可装上奶嘴作为奶瓶使用，有些储奶瓶还可以直接连接吸奶器。储奶瓶可使"背奶妈妈"的生活变得更加便捷，更适合"背奶妈妈"使用。但是，我们也要注意尽量选择玻璃材质或不含双酚A的PP、PES、PPSU等材质的储奶瓶。

储奶瓶使用前要清洁消毒，妈妈们可以根据不同材质选择不同的消毒方法。玻璃储奶瓶可与冷水一起放入锅中，水开后5~10分钟再放入瓶盖等塑胶制品，盖上锅盖再煮3~5分钟后关火，等到水稍凉后用消毒过的奶瓶夹取出，倒扣沥干备用。若是塑料储奶瓶，则要等水烧开之后，将储奶瓶、瓶盖一起放入锅中煮 3~5 分钟。

使用后，也要对储奶瓶进行清洗和消毒。清洗时可使用温水，因温水有利于加速油脂分解，使之更容易从奶瓶表面脱落下来，还可以配合使用专门的奶瓶清洗剂。奶瓶内部、瓶口螺纹、瓶底等部位是最容易残存乳汁的卫生死角，建议使用奶瓶刷清洗。储奶瓶洗干净后，可以参照前面介绍的方法进行高温蒸煮消毒，并倒置于通风处沥干。

无论使用储奶袋还是储奶瓶，每次储奶量都不宜过多，足够宝宝一顿奶量即可。而且，不同时间吸出的乳汁要分别储存，不可混合。因为乳汁冷冻后体积会增大，所以储奶容器内要留有空间，不可盛满。

4 冰包、冰袋

如果工作场所有冰箱，妈妈就可以把吸出的乳汁直接冷藏或冷冻起来，下班后带回家。但如果没有冷藏设备，妈妈就要准备冰包、冰盒等用以临时储存乳汁。

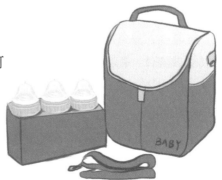

冰包具有恒温效果，由超厚保温棉作保温层，能够提供良好的隔热保温效果，用于保冷时，相当于一个移动冰箱。冰包内常常还需要放置冰袋，以确保冷藏效果。现在有一种环保、新型的冰袋，选用吸水树脂配置成高分子聚水化合物，注水冷冻后，可形成凝胶样物，只需靠近储奶瓶或储奶袋摆放，就能持续保持乳汁低温状态。当然，如果条件允许，还可以在办公室准备一个迷你小冰箱，用于冷藏储奶。

母乳的储存环境是有严格温度要求的，一般 0℃~4℃冰箱冷藏室内母乳可保存 1 周左右，但由于我们日常使用的冰箱冷藏完全因反复开关门而出现温度不稳定，所以不适宜长时间储存母乳。应将母乳置于冷冻室内保存，并贴标签记录储存时间。

乳汁的保存环境温度与时间

场所和温度	时间
25℃的房间	4 小时
15℃的冰盒内	24 小时
4℃冰箱内	1 周左右
-5℃~15℃的冷冻室	3~6 月
-20℃低温冷冻	6~12 月

解冻母乳要有计划性。在给宝宝喂养前，要先将储奶袋置于冷藏室内，待其变成液体，再用温水温热。待到温度适宜，再去除储奶袋的封条，将温热后的母乳倒入奶瓶中喂养。复温冷冻母乳的过程不宜过快，否则会出现层析和腥味。

注意母乳抽吸、保存、复温的整个过程清洁。冷冻母乳只能解冻 1 次，所以冷冻母乳的 1 个包装单位最好不要太大，150 毫升左右比较合适，且间隔 6 小时以上挤出的乳汁不要混合在一起。

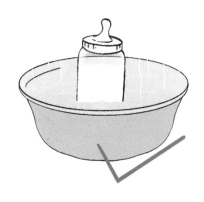
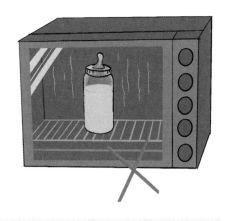

小贴士

　　不要用微波炉解冻或加热母乳。因为微波炉加热会出现热量的分布不均，很容易烫伤孩子的口唇、舌头。另外，高温加热也会改变乳汁的组成结构，破坏有价值的营养物和抗体。

5 防溢乳垫

　　防溢乳垫是"背奶妈妈"的常用物品，尤其当妈妈未及时吸奶导致乳房涨奶时，常会有乳汁不自主溢出，浸湿妈妈衣物，令工作时的"背奶妈妈"尴尬不已。那么，该如何选择防溢乳垫呢？

　　按照材质不同，常用的防溢乳垫主要有以下几种：

材质	优点	缺点
涤纶	易清洗，价格经济实惠	透气性较差
拉绒棉	柔软舒适，吸水性强，吸水量大	使用时间长会有掉絮现象，夏天用略厚
全棉	柔软透气，吸水性强	需及时清洗
无纺布	透气，干爽	需经常更换
高吸收聚合体	快速吸收，透气性好	薄型不适合漏乳量大的妈妈

按照使用方法不同，防溢乳垫可分为可洗型和抛弃型两种：

使用方法	优点	缺点
可洗型	多由棉等天然织物做成，舒适贴身，透气性强，可多次使用，经济实惠	需要及时清洗，而且奶渍的清洗费力
抛弃型	轻薄小巧，背面带有固定位置的粘胶，使用和携带方便，一次性使用，无须清洗	一天数次更换，使用成本较高，皮肤敏感的妈妈会对某些材料过敏

任何一种类型的防溢乳垫都有自己的优缺点，"背奶妈妈"们只要根据自己的需要选择适合自己的产品即可。比如皮肤比较敏感的妈妈，我们建议选用棉质防溢乳垫，可以避免皮肤过敏以及乳头因受刺激而发生感染；对于漏乳特别严重的妈妈，一般的薄型乳垫很快就会湿透，所以选择吸水性强的拉绒棉材料会更加实用。总之，选择防溢乳垫的基本要求是：①吸水性好；②柔软舒适；③透气性好；④使用方便；⑤不会导致皮肤过敏。

为减少清洗乳垫的工作量，"背奶妈妈"可以选用一次性的抛弃型防溢乳垫，而且最好选择独立包装的产品。使用时，撕开粘贴纸，将有胶一面贴于胸罩内面的合适位置即可。因为乳汁具有丰富的营养，溢出后时间长了容易滋生细菌，所以，防溢乳垫要经常更换，建议每次哺乳或吸奶后都更换新的防溢乳垫，且每个防溢乳垫连续使用不超过 4 小时。

6 合适的胸罩

回到工作岗位的"背奶妈妈"穿着合适的胸罩十分重要，如选择合适的型号与质地，并预留出乳房因涨奶而增大的尺寸，还要方便使用吸奶器和防溢乳垫。我们建议妈妈们选择具有以下特点的胸罩：①对乳房无压迫，能够完全覆盖乳房；②肩带有弹性，不会太紧或太松；③凸出部分间距适中，不过远或过近；④纯棉材质，保持干净卫生。

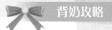

下面为妈妈们介绍如何选择型号和质地合适的胸罩。

（1）型号

根据胸围、乳峰高度、双侧乳头间距 3 个数据选择胸罩型号。

胸围：沿双侧乳房下缘、双侧肩胛骨下角围一圈的长度。

乳峰高度：乳房根部至乳头的距离。

双侧乳头间距：两侧乳头之间的水平距离。

由于目前市面上的胸罩可能没有全部标明以上 3 个数据，所以可随身携带小皮尺，方便测量挑选。

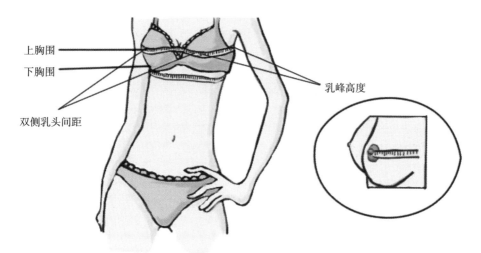

（2）质地

胸罩最好选择棉质的，因为棉布柔软、吸汗、透气性好。不要选择尼龙化纤制品，尤其是直接贴身穿着，不仅吸湿性、透气性差，而且其掉落的细小纤维还可引起乳腺管口堵塞，这在本丛书"妈妈篇"《乳汁淤积、急性乳腺炎》部分已有介绍。

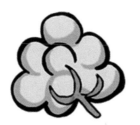
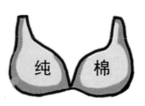

回奶指南

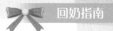
回奶又称断奶，是指妈妈在母乳喂养一段时间后，因各种原因停止或中断母乳喂养的行为。回奶标志着哺乳期的结束，我们在临床上一直主张健康回奶。

一、被迫回奶的原因

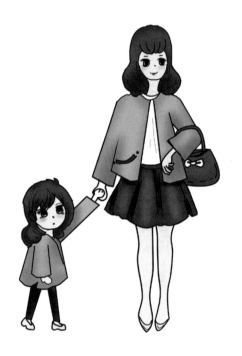

通常情况下，妈妈产后需哺乳 10 个月到 1 年的时间。当需要断奶时，妈妈可选择回奶，并丰富宝宝的食物来源，使宝宝渐渐拥有独立生活的能力。但是也有不少妈妈因为某些原因无法继续坚持母乳，从而被迫选择回奶。

小贴士

世界卫生组织等国际机构在全球范围内呼吁妈妈们将母乳喂养坚持到宝宝 2 周岁，并认为这对宝宝的身心健康有益。但是，我们认为具体回奶时间的确定要综合考虑妈妈、宝宝，甚至家庭、工作等方方面面，尽可能兼顾各方。尤其是我国大量女性都不是全职妈妈，不太可能在不影响工作、生活的同时完成长时间母乳喂养，所以不必强求哺乳到宝宝 2 岁。

① 妈妈不适宜授乳

当妈妈出现严重的乳房疾病，如乳头内陷、皲裂持续不愈，严重的乳腺炎、乳腺脓肿，以及乳腺癌、乳腺管闭锁、乳房畸形等，一般是难以继续哺乳的。这时就需要采取人工干预，使乳房停止泌乳，并排出淤积在乳房内的乳汁。近期接受了乳房手术并处于恢复期的妈妈，或即将接受手术，继续哺乳可能会影响手术或术后康复的妈妈，也不适宜哺乳，需要采取措施回奶。我在临床遇到过很多手术前需要回奶的妈妈，她们大多在产后常规体检中发现了肿瘤，如宫颈癌、乳腺癌等，需要尽快手术。若术前不能有效减少乳汁分泌，或没有充分排空乳房，那么大量乳汁会在较长时间的手术和术后恢复阶段淤积在乳房中，极易导致急性乳腺炎，并发高热，加重手术并发症。

另外，当妈妈患有严重的或具有传染性的疾病时，或服用某些明确哺乳禁忌药物时，也要停止哺乳，甚至禁忌哺乳，比如妈妈患有严重的心脏病、高血压病、肾病、肺结核、传染性肝炎、艾滋病及精神病等，或妈妈因患肿瘤正接受放、化疗等。

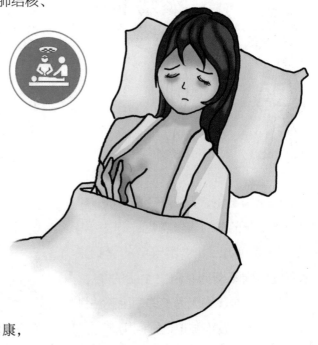

职业女性若工作繁忙或经常出差，则可以考虑回奶。高强度的工作、无规律的饮食饮水、严重的睡眠不足会让妈妈疲劳，这时母乳喂养变成了沉重的负担，既影响妈妈的身体健康，

也影响乳汁的产量与质量，进而导致宝宝生长发育不良。

还有一种情况，因为哺乳导致自身疾病难以康复，必须要尽快断奶。我曾经遇到过几位 40 岁以上的高龄妈妈，在哺乳期出现了骨折久不愈合，虽然她们的宝宝生长发育正常，但为了妈妈的身体健康，也建议这些妈妈回奶。

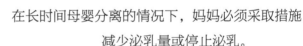

小贴士

患有乙肝的妈妈能不能喂奶呢？一般认为，在妈妈肝功能正常，宝宝注射过高效价乙肝免疫球蛋白和乙肝疫苗后，可以选择母乳喂养。但肝功能异常的妈妈则不建议进行母乳喂养。

② 宝宝不耐受母乳

有些时候，妈妈会因为宝宝的原因而不得不选择回奶。比如宝宝出生后因新生儿黄疸、肺炎等原因住进新生儿监护病房，在长时间母婴分离的情况下，妈妈必须采取措施减少泌乳量或停止泌乳。

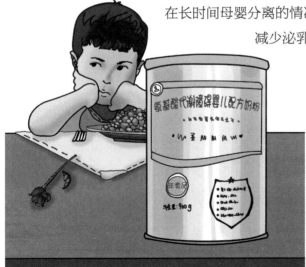

对于体内缺乏乳糖酶而对乳糖不耐受的宝宝，吃母乳和牛乳后会出现腹泻，长期腹泻会造成宝宝发育不良。因此，乳糖不耐受的宝宝最好吃不含乳糖的配方奶粉，或者大豆类代乳品。

母乳中含有大量的苯丙氨酸，患有苯丙酮尿症的宝宝吃了母乳后，大量的苯丙氨酸及其代谢产物会滞留在血液和脑脊液内，造成宝宝神经系统的损害。这一类宝宝要用苯丙氨酸含量较低的特殊代乳品喂养。

二、方法

1 自然回奶

通过逐渐减少喂奶次数，缩短喂奶时间，同时注意少食汤汁及容易下奶的食物，使乳汁分泌逐渐减少以致全无的循序渐进的过程称为自然回乳。我们认为，自然回乳不但对宝宝的不良影响小，也能避免妈妈发生乳汁淤积和急性乳腺炎等乳房疾病，是理想的回奶方式。

2 按摩辅助

自然回奶时，如果乳汁过多，回奶效果不明显，或在回奶过程中出现乳汁淤积或乳腺炎，则要采用按摩方法辅助。

（1）常用穴位

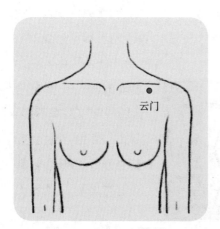

云　门

所属经络：手太阴肺经。

定位：在胸前壁的外上方，肩胛骨喙突上方，锁骨下窝凹陷处，距前正中线6寸。

主治：咳嗽，气喘，胸痛，肩痛等。

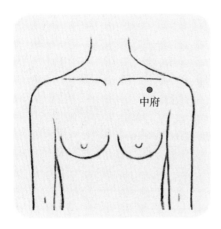

中 府

所属经络： 手太阴肺经。

定位： 在胸前壁的外上方，云门下 1 寸，平第 1 肋间隙，距前正中线 6 寸。

主治： 咳嗽，气喘，胸痛，肩背痛等。

天 池

所属经络： 手厥阴心包经。

定位： 在胸部，当第 4 肋间隙，乳头外 1 寸，前正中线旁开 5 寸。

主治： 咳嗽，气喘，胸闷，胁肋胀痛，瘰疬，乳痈，乳汁少等。

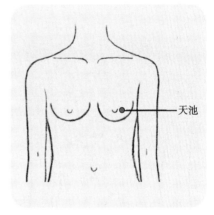

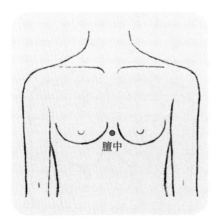

膻 中

所属经络： 任脉。

定位： 在胸部，当前正中线上，平第 4 肋间，两乳头连线的中点。

主治： 胸闷，气短，胸痛，心悸，咳嗽，气喘，呃逆，呕吐，乳痈，乳汁少等。

膺 窗

所属经络： 足阳明胃经。

定位： 在胸部，当第3肋间隙，距前正中线4寸。

主治： 咳嗽，哮喘，胸胁胀痛，乳痈等。

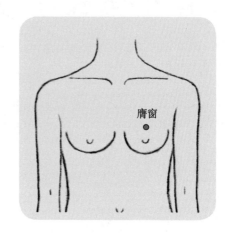

神 封

所属经络： 足少阴肾经。

定位： 在胸部，当第4肋间隙，前正中线旁开2寸。

主治： 咳嗽，气喘，胸胁胀痛，呕吐，乳痈等。

乳 根

所属经络： 足阳明胃经。

定位： 在胸部，当乳头直下，乳房根部，第5肋间隙，距前正中线4寸。

主治： 咳嗽，哮喘，胸闷，胸痛，乳痈，乳汁少等。

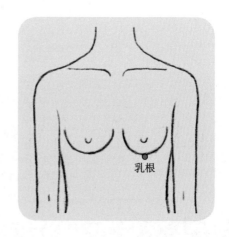

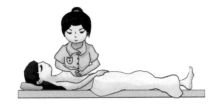

（2）按摩方法

妈妈平卧，充分暴露胸部，注意保暖及私密性。

操作者首先点按云门、中府、天池、膻中、膺窗、神封、乳根等乳房四周穴位；然后将香油均匀涂于乳房，以两手手掌大小鱼际及五指柔和用力，从乳房外缘向乳头方向交替推按，至有乳汁呈均匀线状喷射出来为止。

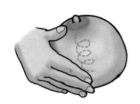

若乳房局部有积乳硬块，可以用揉、拿、振荡等方法，重点加强对肿块局部的刺激，使其中淤积的乳汁从相应乳腺导管开口处喷出，直至硬块变小或消失，不再疼痛。

小贴士

回奶时的乳腺按摩方法与治疗乳汁淤积或急性乳腺炎时对乳房体的按摩方法大致相同，要点都是按摩方向要顺应乳腺管的走向。但是，回奶时要注意，不可把乳房内的乳汁完全排空，以免乳房继续大量泌乳。回奶时的排奶，以乳房不再明显饱胀为度。

3 中药辅助

口服或外用某些具有回奶作用的中药，能够加速回奶，尤其适合乳汁充足或要求快速回奶的妈妈们使用。

（1）炒麦芽 60~100 克，水煎服或代茶饮

炒麦芽 60~100 克，加水浓煎，或用热水闷泡，频频啜饮，可有回奶的作用。

麦芽

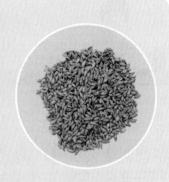

本品为禾本科一年生草本植物大麦的成熟果实经发芽干燥而成，全国各地均产，将麦粒用水浸泡后，保持适宜温、湿度，待幼芽长至约 0.5 厘米时，干燥，生用或炒用。

性味： 甘，平。

归经： 脾、胃、肝经。

功效： 消食健胃，回乳消胀。

应用： 米面薯芋食滞证，断乳乳房胀痛，胁痛，胃脘痛等。

用法用量： 水煎服，10~15 克，大剂量 30~120 克。

麦芽有生用、炒黄、炒焦的区别，详见下表。

名称	炮制方法	功效	应用	图片
生麦芽	将麦芽除去杂质	健脾和胃、通乳	脾虚，乳汁不足或淤积	
炒麦芽	麦芽照清炒法炒至棕黄色，放凉，筛去灰屑	行气、消食、回乳	食积，断乳	
焦麦芽	麦芽照清炒法炒至焦褐色，放凉，筛去灰屑	消食化滞	食积不消，脘腹胀痛	

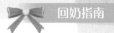

在用麦芽回奶时，常有生用、炒用、炒焦用、生炒各半用、不拘生炒用等多种使用方法。我们认为生、炒不是决定药效的关键，剂量才是最主要的影响因素。一般小剂量（10~30克）使用麦芽可以开胃消食，有催乳、通乳的作用；大剂量（60~200克）能耗气散血，有回乳功效。在临床上，我们经常见到打算回奶的妈妈连续喝半个月炒麦芽煮水，乳汁仍然不见减少，其原因之一就是这些妈妈使用的炒麦芽量较小，没能发挥回乳的作用。

（2）麦芽 200 克，蝉蜕 5 克，水煎服

这是《中医妇科学》教材介绍的回奶方法。蝉蜕性甘咸凉，既能疏肝利胆，防止气血壅滞，又能凉血通经，引血下行，乳房无充足的气血化生乳汁，故回乳加速。

蝉　蜕

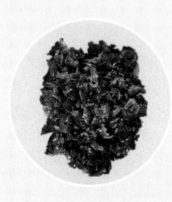

本品为蝉科昆虫黑蚱羽化后的蜕壳，主产于山东、河北、河南、江苏、浙江等省，夏季采收，去净泥土，晒干生用。

性味：甘，寒。

归经：肺、肝经。

功效：疏散风热，透疹止痒，明目退翳，止痉。

应用：风热感冒，咽痛音哑，麻疹不透，风疹瘙痒，目赤翳障，惊痫夜啼，破伤风等。

用法用量：水煎服，3~10克，或研末冲服。

（3）免怀散

本方源于《济阴纲目》，主要包括红花、当归尾、赤芍、牛膝等药物。服药后，气血下行从月经而走，使乳房无充足的气血以化生乳汁，故乳汁渐断。

红 花

本品为菊科一年生草本植物红花的花，全国各地多有栽培，主产于河南、浙江、四川、江苏等地，夏季花由黄变红时采摘，阴干或晒干，生用。

性味：辛，温。

归经：心、肝经。

功效：活血通经，祛瘀止痛。

应用：血滞经闭，痛经，产后瘀滞腹痛，癥瘕积聚，心腹瘀痛，跌打损伤，斑疹色暗，热郁血瘀等。

用法用量：水煎服，3~9克；外用适量。

牛 膝

本品为苋科多年生草本植物牛膝（怀牛膝）和川牛膝的根，前者主产于河南，后者主产于四川、贵州、云南等地，冬季采挖，洗净，晒干，生用或酒炙用。

性味：苦、甘、酸，平。

归经：肝、肾经。

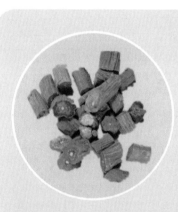

功效：活血通经，补肝肾，强筋骨，利水通淋，引火下行。

应用：瘀血阻滞的经闭，痛经，月经不调，产后腹痛，跌打损伤，肾虚腰痛，久痹腰膝酸痛无力，淋证，水肿，小便不利，头痛，眩晕，吐血，衄血等。

用法用量：水煎服，6~15克。

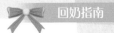

（4）芒硝 120 克外敷

芒硝 120 克，装于布袋扎紧，排空乳汁后，敷于乳房体部（暴露乳头），待湿后更换。

芒　硝

本品为含硫酸钠的天然矿物经精制而成的结晶体，主含含水硫酸钠，主产于河北、河南、山东、江苏、安徽等省的碱土地区。将天然产品用热水溶解，过滤，放冷析出结晶，通称"皮硝"，再取萝卜洗净切片，置锅内加水与皮硝共煮，取上层液，放冷析出结晶，即芒硝。芒硝经风化失去结晶水而成的白色粉末称玄明粉。

性味：咸、苦、寒。

归经：胃、大肠经。

功效：泻下，软坚，清热。

应用：实热积滞，大便燥结，咽痛，口疮，目赤，痈肿疮毒等。

用法用量：冲入药汁内或开水溶化后服，10~15 克，外用适量。

4 西药辅助

（1）维生素 B_6

维生素 B_6 能抑制乳汁分泌，其对乳汁分泌的影响机制可能是促进大脑中多巴胺的产生，刺激多巴胺受体并减少垂体催乳素的分泌。服用的剂量是每次 200 毫克，每天 3 次，一般一周左右可成功回奶。然而，由于个体差异，效果也因人而异。

（2）己烯雌酚

己烯雌酚是人工合成的非甾体雌激素，能产生与天然雌二醇相同的药理与治疗作用，主要用于雌激素低下及激素平衡失调引起的功能失调性子宫出血、闭经，还可用于死胎引产前，以提高子宫肌层对催产素的敏感性。维生素 B_6 与己烯雌酚一起服用，能起到更好的回奶效果。使用时，每次口服 5 毫克，每日 2~3 次，连服 3 日；或肌肉注射 4 毫克，每日 1 次，连用 3~5 日。

（3）苯甲酸雌二醇

苯甲酸雌二醇为雌激素类药，作用与雌二醇相同，可使子宫内膜增生，增强子宫平滑肌收缩，促使乳腺发育增生。大剂量苯甲酸雌二醇能抑制催乳素释放，减少泌乳。用于回奶时，可肌肉注射苯甲酸雌二醇，每日 2 毫克，至泌乳结束时止。

小贴士

己烯雌酚和苯甲酸雌二醇均属于激素类药物，使用过程中可出现恶心、呕吐、头痛、乳房胀痛、子宫内膜异常增生等副作用。所以我们不推荐首先使用此类药物，仍然建议按照自然规律，循序渐进地回奶，或用中医、中药适度干预。

三、预后

若妈妈产后不想哺乳，或因体质虚弱不宜授乳，或已到断乳之时，可予回乳。若不回乳，任其自退，常常导致回乳不全，月经失调，甚者数年后仍有溢乳或继发不孕。回乳时要注意预防乳汁淤积或急性乳腺炎的发生。

四、注意事项

很多时候，回奶失败是由妈妈自身导致的。虽然妈妈的理智告诉她们宝宝已经长大，可以独立进食丰富的食物，不再依赖母乳喂养，但是心理上，妈妈不愿接受自己不再被需要的现实，失落感油然而生。所以，妈妈一定要调整心态，努力接受宝宝对母乳的脱离，接受宝宝"已经长大了"这一事实，积极采取有效的回奶方法。

断奶不仅仅是妈妈和宝宝的事，在这个过程中，爸爸以及其他家人的支持也起到关键作用。首先，大家不能阻止妈妈断奶的决定，不能因宝宝哭闹而劝说妈妈恢复母乳喂养。其次，如果宝宝在临睡前或睡醒时要求吃奶，可以让爸爸来哄宝宝入睡。家人还可多带宝宝到新鲜有趣的环境玩耍，分散宝宝的注意力，让宝宝逐渐忘记母乳。

在断奶这件事上，如果没有家人的支持与配合，往往会出现反复断奶、反复失败的现象。这会使宝宝无所适从，宝宝会疑惑于妈妈究竟要不要给自己吃奶，是不是只有哭闹才能吃到奶。

1 循序渐进

在断奶的过程中，妈妈要敏感地捕捉宝宝发出的信号，温和、循序渐进地让宝宝离乳。

有些宝宝对妈妈的乳汁依赖性非常强，他们吃奶的原因除了饥饿之外，还可能是想与妈妈亲热、需要安慰、将要入睡等。针对这种"心瘾难戒"的宝宝，要先从减量喂养开始。一般先减少白天的母乳，因为白天会有很多人和事吸引宝宝的注意力。待断掉白天的母乳后，再逐渐停止夜间哺乳，直到完全断奶。

如果妈妈的乳汁量很大，也要先减量喂养，让乳房逐渐减少泌乳，待乳汁量较小时再结束哺乳。如果妈妈乳汁量不大，宝宝仅把吸吮当作心灵慰藉，就可以快速断奶。循序渐进的断奶，能够避免宝宝出现睡眠不安、焦虑、胃肠不适等身心症状。这就像开车一样，如果车速很快，猛踩刹车极有可能爆胎、翻车，而先轻踩刹车降低车速，再将刹车踩到底，就可以平稳停车了。

大多数宝宝在断奶的前几天都会哭闹，甚至长时间哭闹不停，但是只要妈妈下定决心断奶，就一定要坚持，切不可因宝宝哭闹而放弃。

❷ "夜奶"的问题

对于很多准备断奶的妈妈来说，"夜奶"问题是难以回避的。宝宝夜间醒来五六次，妈妈也要哺乳五六次，严重影响了妈妈和宝宝的睡眠，更不利于断奶。首先我们要辨别宝宝夜间吃奶是因为饥饿，还是因为需要安抚。如果宝宝夜间醒来吃奶的量与白天相同，说明是真的饿了，应该坚持夜间喂养。准备断奶的妈妈们此时可以给宝宝提供奶粉替代母乳。如果宝宝夜间吃奶的量很少，这时妈妈的乳头只发挥了安抚奶嘴的作用，这是就应该停止夜间哺乳。在宝宝哭闹的时候，可以让爸爸搂抱、安抚宝宝。

❸ 科学干预

有的妈妈为了回奶而不喝汤水，或盲目采取所谓的"速效断奶法"，甚至用毛巾勒住胸部，用胶布封住乳头，这样做显然违背了生理规律，而且很容易引起乳房胀痛、下垂、变形、结节等疾病。通过口服、外用药物或采用按摩等辅助方法，可以减少乳汁分泌，帮助回奶循序渐进地实现。

4 控制水分摄入

处于回奶阶段的妈妈要减少水分摄入，哪怕是回奶汤，也要限制总量。两年前，我的一位病人喝炒麦芽煮水 2 个星期了，奶量

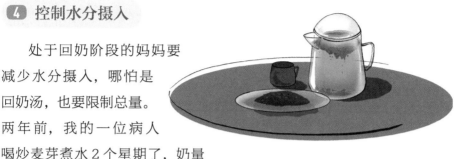

还是很足，而且还特别容易饿，问我炒麦芽是不是对她不起作用。我详细询问了她的回奶方式，发现她的确按照要求使用了较大剂量的炒麦芽，一日三餐也已经非常清淡，那么问题出在哪里呢？炒麦芽真的对她无效吗？直到看到了她的水杯，我才发现，问题出在喝水的总量上。她的水杯容量 1500 毫升，为了尽快回奶，她每天至少要喝两杯，每天饮水 3000 毫升以上。所以即使其中含有回奶的药物成分，也抵消不了大量摄入水分对乳汁的补充作用。另外，炒麦芽是具有助消化作用的中药，因此她会觉得特别容易饿。我们对回奶妈妈的建议是，炒麦芽煮水，不渴不喝，每次仅喝一两口。

除了少饮水，回奶时也要尽量多吃馒头、米饭等固体类食物，少喝稀饭、豆浆、鱼汤、鸡汤等汤水。我们建议乳汁不足的妈妈们不要吃花椒、大料、山楂、韭菜等容易导致回奶的食物，而回奶的妈妈此时却可以适当增加对这一类食物的摄入，发挥其回奶的作用。另外，妈妈要避免洗热水澡，防止乳房受热后产奶增加。

小贴士

大麦茶是在中国、日本、韩国等地广泛流传的一种传统香茶，又称麦茶、麦汤，是将大麦焙烤后磨成粉末而制成的。具有消暑热、止干渴、开胃助消化、减肥的功效。可见，炒麦芽和大麦茶并不相同，用于回奶时，还是要选择炒麦芽。

5 宝宝饮食习惯养成

为了使宝宝在断奶后也不挨饿，妈妈要在断奶前 2~3 个月就开始给宝宝增加食物，使断奶成为水到渠成的事。妈妈可以在半岁左右就尝试给宝宝添加各种辅食，鼓励宝宝吃磨牙饼干之类的食品，锻炼宝宝的咀嚼能力。这样，宝宝在断奶时能够增加辅食，减少对母乳的依赖。妈妈给宝宝准备的食物要做的软一点、细一点，最好能色彩鲜艳，无浓重的刺激性气味。添加辅食时，要从少量、单品种开始，如果吃后没有不适，则可以间隔三四天再新添一种食物，使品种逐渐丰富起来。

同时，妈妈要帮助宝宝养成良好的饮食习惯，如饮食要定时定量，可以米粥、面食为主食，蔬菜和肉食要合理搭配，不吃零食，不

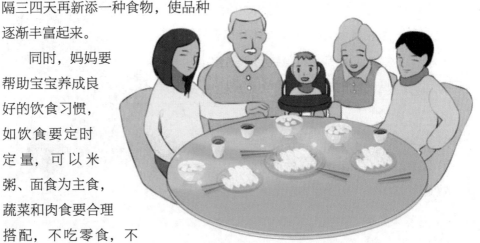

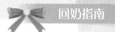

喝含有过多添加剂的饮料等,避免宝宝日后出现偏食和肥胖。宝宝应与大人进餐时间相同,可以在上午十点左右、下午四点左右以及半夜,适度添加一点水果或奶粉作为加餐。但绝不要吃太饱,导致正餐时间宝宝不饿,不认真进食。

改喂固体食物后,有些宝宝会食量稍减,这属于正常现象,不能强制宝宝多吃。古代医书中早有记载:"若要小儿安,常带三分饥与寒。"宝宝从月子里按需喂养,到满月后按顿喂养,再到一日三餐,这是宝宝逐渐成长的自然过程。如果爸爸妈妈对宝宝"填鸭式"喂养,尤其添加辅食后还要追着、撵着让宝宝吃下碗里最后一口饭,就必然会形成宝宝无规律、无节制的进食,为宝宝的正常生长发育埋下了隐患。因为宝宝无法充分消化吸收吃进去的食物,必然会出现不思饮食、拒绝进食的表现,当爸爸妈妈们不能第一时间发现,如此往复,宝宝就可能出现腹胀、腹痛、呕吐、泄泻、高热等病症,从而影响宝宝正常发育。

小贴士

有时宝宝拒食并不是真的吃饱了,而是用拒食手段要挟父母,以达到满足他们不合理要求的目的。

6 培养使用奶瓶的习惯

对于即将断奶的宝宝来说,学会使用奶瓶是一门必修功课。习惯于直接吸吮妈妈乳头的宝宝,往往不喜欢使用奶瓶。那么怎样让宝宝接受奶瓶呢?

首先,利用宝宝对母乳味道的喜爱,将母乳挤出后放进奶瓶,让宝宝通过吸吮熟悉的乳汁来习惯奶瓶。吸吮前,可以将奶嘴放在宝宝口唇边,使少量乳汁滴入宝宝口中，这时宝宝会主动寻找奶嘴，并将其含入嘴里。

其次，要选择合适的时间培养宝宝用奶瓶的习惯。我们建议在宝宝不是很饿或心情愉悦的时候尝试用奶瓶喂养，这时的宝宝往往有耐心尝试接受新鲜事物，更容易接受使用奶瓶。

第三，要选择软硬适中、大小与妈妈乳头相仿的奶嘴。使用前可以用温水把奶嘴浸泡一下，使其变软，并与妈妈乳头的温度相近，同时还能去除橡胶的味道。

第四，可以试着变换奶瓶的角度，帮助宝宝顺利含接奶嘴。

第五，由爸爸或其他家人给宝宝喂奶时，可以用妈妈的衣服包裹宝宝，让宝宝闻到妈妈的气味，大大降低其对橡胶奶嘴的陌生感。

最后，宝宝的模仿能力与欲望都是很强的，对于不会吸吮奶嘴的宝宝，爸爸妈妈要充分利用这种模仿能力，在宝宝面前做吸吮奶嘴时口唇一嘬一松的动作，让宝宝模仿。

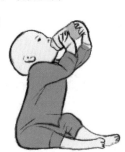
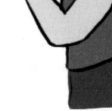

小贴士

如果经过各种尝试，宝宝仍然拒绝使用奶瓶，也可改用杯子、汤匙喂食。当宝宝和家人一起围坐在餐桌旁进食时，他们会模仿大人吃饭的样子，并逐渐对使用碗、筷、汤、匙产生兴趣，这对培养宝宝日后的进食习惯也是非常重要的。爸爸妈妈不要担心宝宝把食物洒落，经过反复练习，宝宝的手口配合动作会变得越来越熟练。

7 不在夏季断奶

我们建议尽量不要在夏季给宝宝断奶。夏季气候炎热，宝宝原本就会因胃肠道消化功能减弱而发生腹泻、厌食、中暑等疾病，这时妈妈的母乳可充分发挥提高宝宝免疫力的作用。如果此时断奶，宝宝无法得到母乳中的大量免疫物质，还会因食物改变而出现拒食或情绪不安、烦躁，会导致抵抗力进一步下降。所以，对于 1 岁左右的小宝宝，一般选择春、秋季节断奶。

小贴士

如果宝宝出生时恰逢夏季，那么 1 岁左右断奶时也正值盛夏，对于这种宝宝，可以适度延迟 1~2 个月，待秋高气爽时断奶。另外，如果断奶期正值宝宝患病，也要延迟断奶，以免影响宝宝身体康复，甚至加重病情。

8 关心宝宝的心理感受

宝宝吃奶不仅是为了获得食物，更是寻求安全感和关爱的一种方式。断奶时，我们改变了宝宝的食物来源，让宝宝在生理上适应新的饮食习惯，那么在心理方面，妈妈就要给宝宝更多的支持、鼓励与关心，帮助宝宝尽快适应。

有的妈妈在乳头上涂墨汁、辣椒水、万金油、红药水、芥末油、风油精之类的刺激物，这对宝宝而言简直是"酷刑"，有的宝宝因为乳头上涂的这些东西，不但不吃母乳了，还会因恐惧而拒绝吃其他东西，从而影响了宝宝的健康。另外，妈妈的乳头也可能在强烈刺激下出现损伤，得不偿失。

还有些妈妈会把宝宝送到娘家或婆家，采用空间隔离的方式断奶。我们建议最好不这样做。长时间的母子分离，会让宝宝缺乏安全感，特别是对母乳依赖较强的宝宝。因为既吃不到母乳，也看不到妈妈，宝宝很容易产生焦虑情绪，不愿吃东西，不愿与人交往，烦躁不安，哭闹剧烈，甚至还会生病。为了宝宝的身心健康，我们可以循序渐进地离断母乳喂养，但绝不应该母子分离。妈妈可以在宝宝想要吃奶的时候陪着宝宝玩一玩，转移宝宝的注意力，这样也能很快断奶。

小贴士

　　每个宝宝的断奶过程都是独特的。当宝宝在断奶时出现行为上的改变，如口吃、半夜易醒、更为黏人、喜欢咬人等，或身体上的不适，如腹痛、便秘等，常常提示断奶进行得太快，妈妈需要注意及时调整断奶方式。

⑨ 勿信"排残奶"的谣言

　　"排残奶"是近年来非常"流行"的操作，就是在断奶之后，从乳头中挤出白色或黄色的膏状黏稠"毒素"。不少商家大肆宣称不排残奶可能会影响再次生育后哺乳，甚至导致乳腺癌。

　　首先，我们需要知道断奶后妈妈残存的乳汁去了哪里。很多妈妈在断奶之后相当长的时间里，都能从乳头中挤出少量白色或黄色的膏状黏稠物。这些物质其实就是乳汁，只不过在断奶后，乳汁中的水分被人体吸收，剩余的部分因脂肪含量较高而呈现出类似脂肪的颜色。这是正常现象，不需要特意排出体外，更不存在"毒素"一说。这些"残奶"在乳腺管中的含量很少，最终会被身体吸收，不会堵塞乳腺，更不会影响再次生育后的哺乳。

　　不排残奶也不会导致乳腺癌。乳腺癌的发生原因主要有月经初潮年龄早（＜12岁）、绝经年龄晚（＞55岁）、不孕及初次生育年龄晚（＞30岁）、哺乳时间短、停经后进行雌激素替代疗法、儿童时期接受胸部放射线治疗以及遗传因素等，与残留乳汁无关。

　　只有当回奶过程中出现乳房积奶包块时，我们才建议用按摩方法把乳房中淤积的乳汁排出来，其他情况下不建议刺激乳房，尤其是已停止哺乳一段时间、乳房基本不再饱胀的妈妈，更不要过多刺激乳头、乳房，否则会因刺激乳房泌乳，使乳汁越排越多，事与愿违。

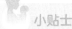 小贴士

如果断奶后乳房分泌脓水或红色、咖啡色的液体，并伴有乳房皮肤橘皮样改变，乳头回缩、内陷等症状，可能提示乳腺出了问题。这与残奶没有关系，需要立刻去医院请医生诊治。